W0190638

EUROPAVERLAG

Prof. Dr. Martin Korte

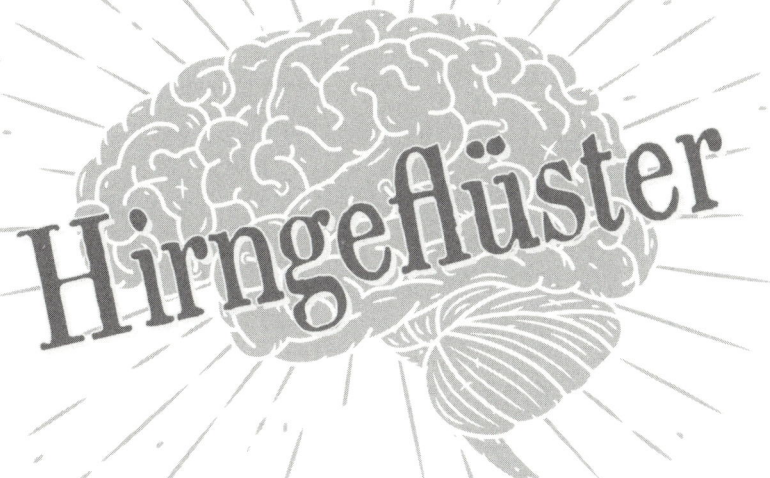

Hirngeflüster

Wie wir lernen, unser Gedächtnis effektiv zu trainieren

EUROPAVERLAG

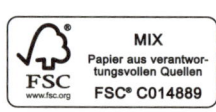

4. Auflage 2020

© 2019 Europa Verlag GmbH & Co. KG,
Berlin · München · Zürich · Wien
Umschlaggestaltung: Hauptmann & Kompanie Werbeagentur, Zürich,
unter Verwendung eines Fotos von © privat
Grafiken: Wolfgang Pfau
Satz: Danai Afrati, München
Gesetzt aus der Minion Pro
Druck und Bindung: Pustet, Regensburg
ISBN 978-3-95890-261-9

Alle Rechte vorbehalten.
www.europa-verlag.com

Inhalt

»Es ist nicht das Wissen, sondern das Lernen, nicht das Besitzen,
sondern das Erwerben, nicht das Dasein, sondern das Hinkommen,
was den größten Genuss gewährt.«

Carl Friedrich Gauß, Absolvent des Collegium Carolinum,
des Vorläufers der TU Braunschweig

Einleitung

Ist das Gehirn ein Muskel, und kann man es trainieren? Zwei Fragen in einer – und die Antworten sind verzwickter, als man denken sollte. Zum einen lautet die Antwort »Nein«, das Gehirn ist kein Muskel. Es ist ein Gehirn, mit Nervenzellen und Gliazellen, mit intensiver Blutversorgung und einem gewaltigen Hunger nach Energie, der 24 Stunden am Tag anhält. Jede Metapher ist eben nur ein Bild, das einen Vergleich herstellen will, um den Vergleichsgegenstand besser verstehen zu können. Aber so wenig, wie es den »Muskel« gibt, so wenig kann man das Gehirn wie einen einzigen Muskel trainieren.

Trotzdem besteht die Möglichkeit, unsere Gehirne tatsächlich zu trainieren! Die Leistungsfähigkeit eines Gehirns ist zwar zu einem bestimmten Grad durch unsere Gene bestimmt, das heißt, unsere genetische Grundausstattung hat einen großen Einfluss darauf, wie schnell unsere Gehirne arbeiten können und wie groß die Rechenkapazität ist. Aber Gene setzen nur einen Rahmen des Möglichen, und dieser Rahmen kann nur dann ausgeschöpft werden, wenn die Umweltbedingungen eine pflegende und fördernde Wirkung auf das Gehirn entfalten.

Die Leistungsfähigkeit des Gehirns ist weiterhin abhängig von den Bedingungen während der Embryonalentwicklung im Mutterleib und von den frühkindlichen Erfahrungen. Der genetische Möglichkeitsraum kann aber auch weit unter seinen Anlagen bleiben, wenn Gehirne nicht richtig trainiert werden, wenn sie unter Dauerstress stehen, wenn Kinder sehr reizarm aufwachsen – oder wenn wir meinen, nach Schule, Ausbildung oder Studium müssen wir das Gehirn nicht mehr trainieren.

Nun kann man sich im Nachhinein weder seine Eltern aussuchen, um den eigenen Genpool zu optimieren, noch seine frühkindliche Entwicklung beeinflussen. Aber auch erwachsene Gehirne sind veränderbar und vor allem trainierbar. Entscheidend ist, dass man bestimmte Fähigkeiten des Gehirns verbessern oder sogar insgesamt die Leistungsfähigkeit dieses empfindlichen Organs möglichst lange erhalten kann.

Und bei diesen Überlegungen hilft dann tatsächlich auch die Trainingslehre aus dem Sportbereich. Hierin liegt der Ansatzpunkt dieses Buches: Ich will aufzeigen, wie wir unsere Leistungsfähigkeit im Lernen, Denken und Handeln verbessern können, wie wir sie ausbauen und erhalten können – vor allem, wenn wir älter werden.

All dies vor dem Hintergrund, dass die Anspruchshaltung an unser Gehirn noch nie so hoch war wie heute, wo unser Berufs- und Privatleben so ungeheuer komplex geworden ist, von Daten durchsogen und unübersichtlich. Entsprechend war noch nie eine menschliche Generation so darauf angewiesen, ihr Gehirn ein Leben lang zu trainieren, wie die unsrige.

Die Komplexität unserer Zeit ist dabei kein Vorurteil, sondern Realität, die bereits beim Einkaufen losgeht: Noch 1976 hatte ein typischer Supermarkt ca. 9 000 Produkte im Sortiment (schon das hat mich als damals 12-Jähriger ziemlich überfordert). Im Jahr 2019 ist diese Zahl auf ca. 40 000 Produkte angestiegen. Dabei ist die Anzahl an Produkten, die wir wirklich brauchen, gering, denn durchschnittlich kommen wir im Hinblick auf unseren täglichen Bedarf mit 150 einzelnen Produkten aus. Wir müssen also lernen, 39850 einzelne Produkte zu ignorieren, zu sortieren und nach strengem Maßstab zu filtern. Diese Zahlen symbolisieren auf eindrucksvolle Weise, was in unseren datenüberladenen Zeiten vor allem entscheidend ist: sich nicht nur beliebig viele Wissenselemente anzueignen, sondern selektiv mit Wissen und komplexen Sinneserlebnissen umgehen zu können – Vergessen und Filtern sind ebenso wichtige Trainingselemente wie Lernen und Erinnern.

Nehmen wir hierzu noch ein weiteres Beispiel, indem wir betrachten, was wir täglich an Nachrichten generieren: Die Spezies Mensch schreibt jeden Tag 154 Milliarden E-Mails, 500 Millionen Tweets allein auf Twitter pro Tag, 1 Million Blog Posts (allein auf Word-Press-Seiten in den USA) und 16 Milliarden Wörter auf Facebook. Hinzu kommen noch 12 Milliarden Wörter pro Tag allein in Text-Nachrichten. Zum Vergleich: 1860 wurden in den USA gerade mal fünf Briefe pro Tag verschickt!

Weitere Zahlen verdeutlichen die geballte Informationsladung unserer Welt: Innerhalb von 60 Minuten werden 6000 Stunden an YouTube-Videos hochgeladen, es gibt auf der Erde 21 274 Fernsehsender, die 85 000 Stunden an Sendungen jeden Tag produzieren. Jetzt erwartet keiner von uns, dass wir das alles wahrnehmen oder gar speichern. Aber auch wir selbst tragen jeden Tag ungeheure Datenmengen mit uns herum, so haben wir auf unseren Smartphones, Tablets, Laptops und PCs an Daten-Äquivalenten im Durchschnitt eine Million Bücher abgespeichert! Jeder! Diese Beispiele zeigen eindrücklich, warum nur gut trainierte Gehirne in dieser Datenflut schnell Wichtiges von Unwichtigem trennen können. Nur gut organisierte Gehirne können auf relevante Informationen schneller zugreifen und auch in komplexen Situationen sichere Entscheidungen treffen.

Um all das optimal und auch zeiteffizient zu trainieren, ist das Buch unterteilt in Tätigkeiten und Denkübungen, die man schon vor dem Lernen, Üben und Nachdenken in sein Leben einbauen sollte, um optimal auf anstehende Lernübungen und Gedächtnisprüfungen vorbereitet zu sein. Nach diesen geistigen Dehnübungen stellt sich die Frage, was man während des Lernens, Übens und Nachdenkens tun kann, um das Gehirn und unser Gedächtnis effektiv arbeiten zu lassen. Aber auch die Frage nach dem Erhalt unseres Wissens,

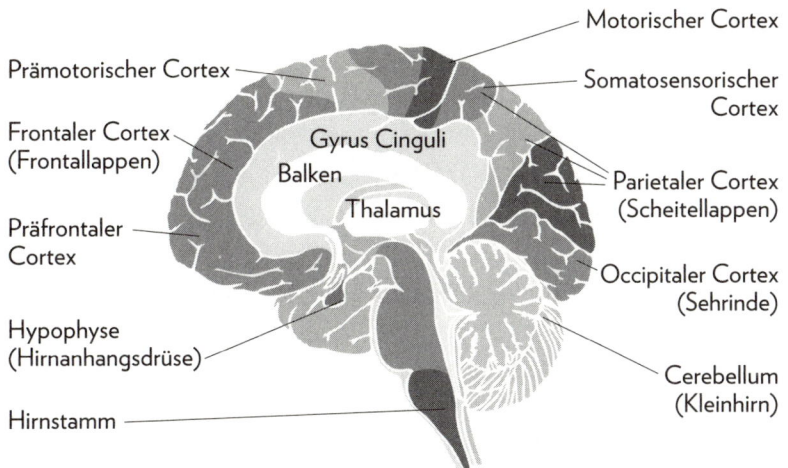

Motorischer Cortex

Prämotorischer Cortex

Somatosensorischer Cortex

Frontaler Cortex (Frontallappen)

Gyrus Cinguli

Balken

Thalamus

Parietaler Cortex (Scheitellappen)

Präfrontaler Cortex

Occipitaler Cortex (Sehrinde)

Hypophyse (Hirnanhangsdrüse)

Hirnstamm

Cerebellum (Kleinhirn)

Abb. 1 Wichtige Gehirnregionen, die im Buch eine Rolle spielen werden, samt kurzer Beschreibung der Areale.

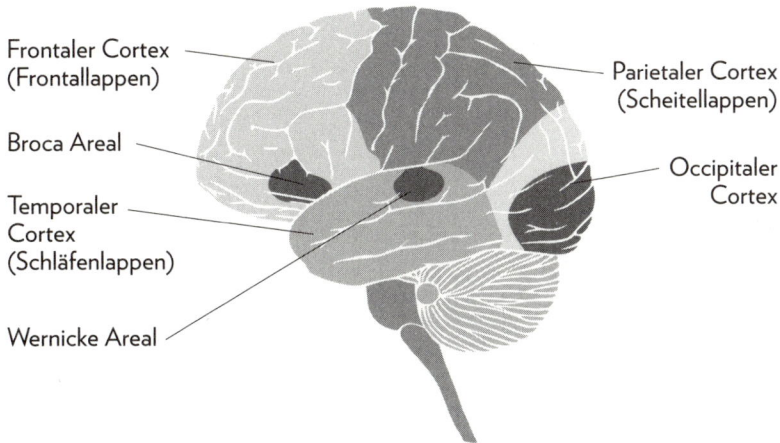

Frontaler Cortex (Frontallappen)

Broca Areal

Temporaler Cortex (Schläfenlappen)

Wernicke Areal

Parietaler Cortex (Scheitellappen)

Occipitaler Cortex

Abb. 2 Die Machtzentrale: Großhirnrinde (Cortex) in der Seitenansicht, gezeigt ist die linke Großhirnhälfte (linke Hemisphäre). Der Cortex unterteilt sich dabei in den Stirnlappen, Schläfenlappen, Scheitellappen und Hinterhauptlappen.

unseres Gedächtnisses und unserer Gehirne im Alter stellt sich und wird in eigenen Kapiteln behandelt. Zum Abschluss soll noch unterschieden werden, was Gehirne klug macht und was Neuro-Mythen sind, die einsichtig klingen, aber mit den Verarbeitungsmechanismen und mit der Physiologie des Gehirns nichts zu tun haben.

Dabei gilt: Überlegen Sie schon beim Lesen der Kapitel, was Ihr Ziel ist. Wo möchten Sie hin, was möchten Sie durch das Lesen erreichen? Haben Sie möglichst viele Freude beim Lesen und erzählen Sie auch anderen davon, denn nichts verfestigt Wissen so gut, wie über das Gelernte, Gelesene, Gehörte zu reden und anderen davon zu berichten!

Dehnübungen
vor dem Lernen

Wer neues Lernen will (oder muss), sollte nicht nur an die Lernein-heiten selbst denken, sondern auch ein Trainingsprogramm entwer-fen, das ihn optimal auf das Lernen vorbereitet. Es ist ein wenig wie bei der Operation eines Patienten: Häufig dauern hier die Vorberei-tungen wesentlich länger als die eigentliche OP. Gleiches gilt für einen Tauchgang oder einen Segelflug. Zum Lernen gehört es dazu, Auf-merksamkeit und Konzentrationsfähigkeit zu schulen und die Moti-vation zu steigern. Alles fängt aber damit an, dass man an Verände-rung glaubt und sich diese auch zutraut – vor allem aber dass man glaubt, diese Veränderungen, die wir »Lernen« nennen, auch wirklich selbst nötig zu haben. Leo Tolstoy stellte einmal zu Recht fest: »*Eve-ryone thinks of changing the world, but no one thinks of changing him-self.*« (»*Viele zerbrechen sich den Kopf darüber, wie man die Menschheit ändern könnte, aber kein Mensch denkt daran, sich selbst zu ändern.*«)

Kann man erwachsene Gehirne
neu verdrahten?

Was Hansi nicht lernt, lernt Hans nimmermehr! Stimmt das so? Wird die Leistungsfähigkeit unseres Gehirns nicht weitgehend durch unse-re Gene und unsere frühkindlichen Erfahrungen, beispielsweise in kritischen Perioden, bestimmt? Ein Automotor, der die Fabrik verlassen hat, wird auch seine PS-Zahl auf der Straße nicht mehr erhöhen können. Nur dass wir eben Gehirne im Kopf haben und keine Motoren und dass diese Gehirne sich ein Leben lang verändern – im Guten wie im Schlechten.

Dieses Buch richtet sich nicht an nur die üblichen Verdächtigen, wenn es ums Lernen geht, also Schülerinnen und Schüler, sondern es geht um uns alle: Wie kann jeder in einer bestimmten Lebensphase, in Ausbildung oder Beruf vor dem Hintergrund der schnellen Veränderungsprozesse unserer Zeit sein Gedächtnis mitsamt Gehirn fit halten und die ihm zur Verfügung stehenden Nervenzellen effektiv einsetzen?

Voraussetzung für diesen Anspruch ist, dass auch Erwachsene jeden Alters bis hin zu Senioren noch lernfähige Gehirne haben. Gerade erst haben Jülicher Neurowissenschaftler belegen können, dass sich in unseren Gehirnen tatsächlich unser Lebenswandel widerspiegelt – das heißt, wie wir leben und lernen verändert unser Gehirn strukturell wie funktionell, und zwar ein Leben lang. So konnten die Jülicher Kollegen um Svenja Caspers zeigen, dass Menschen mit vielen sozialen Kontakten in Gehirnregionen, die soziale Interaktionen verarbeiten, mehr neuronale Verbindungen aufweisen als Menschen, die in ihrem Leben andere Menschen eher gemieden haben. Gleiches gilt im positiven Sinne für körperliche Aktivität und Sport und im negativen Sinne für Alkohol- und Tabakkonsum. Gerade bei Rauchern zeigt sich, dass weniger die Neurone selbst absterben, sondern dass vielmehr die neuronalen Verbindungen im Zuge der schnelleren Alterung des Gehirns von Rauchern abgebaut werden. Das bedeutet in der Konsequenz, dass Rauchern weniger neuronale Reserven zur Verfügung stehen, um realen Abbauprozessen des Alterns entgegenzuwirken. Sport hat den gegenteiligen Effekt; er bewirkt, dass Neurone und neuronale Verbindungen länger erhalten bleiben und sogar größere neuronale Reserven anlegen.

In jedem Alter bleibt Lernen aber eine echte Herausforderung; und auch Menschen mit erwachsenen Gehirnen sollten sich immer wieder vor Augen führen, dass – wann immer wir uns einer Herausforderung stellen – die Nervenzellen im Gehirn neue Kontakte bilden. Das Gehirn geht so mit sich selbst ständig neue Verbindungen ein, es verändert sich, ja es wächst sogar noch in seiner komplexen Netzwerkstruktur.

Allerdings sind diese Veränderungen nicht beliebig einfach, und Neues zu lernen wird mit dem Alter schwieriger, daran ändert auch das oben Geschriebene nichts. Das ist ziemlich ärgerlich, und man fragt sich, warum es eigentlich überhaupt diese Grenzen der Lernfähigkeit gibt, warum wir nicht in jedem Alter gleich gut lernen. Als Erwachsener so leicht Chinesisch lernen zu können wie ein Kind würde uns Bewohnern einer globalisierten Welt doch auch nützlich sein. Warum wurde die Formbarkeit des Gehirns im Lauf der Evolution so eingeschränkt? Ist es vielleicht riskant, eine kritische Periode auszulösen, wenn wir eine neue Fähigkeit erlernen wollen? Vermutlich haben sich Grenzen der Plastizität entwickelt, um Hirnzellen zu schützen. Der hohe Stoffwechselbedarf der Neurone erzeugt freie Sauerstoffradikale, die das Gehirngewebe schädigen würden. Das beliebige Beginnen und Beenden kritischer Perioden mag bei der Behandlung neurologischer Erkrankungen helfen, doch in den sensiblen Phasen werden auch die wenig veränderlichen Konstanten unserer Weltwahrnehmung gelegt – und diese dürfen nicht gefährdet werden.

Aber dessen ungeachtet, zeigen alle aktuellen Befunde aus psychologischer und neurowissenschaftlicher Forschung, dass Lernen ein Leben lang möglich ist, und zwar umso leichter, je häufiger wir es versuchen. Im Guten wie im Schlechten bedeutet dies, dass unsere Gehirne sich ein Leben lang entwickeln, also veränderbar sind. Die schlechte Nachricht: Man kann sich nicht zurücklehnen mit der Aussage »tja, da ist nichts mehr zu machen, mein Kopf steckt in seiner finalen Struktur fest« – Bei uns Menschen bestimmt die Funktion die Struktur und die Rechenleistung des Gehirns. Es stimmt zwar, dass Neurone sterben können, aber in einigen Gehirnarealen werden auch immer wieder neue geboren. Insgesamt gilt, dass zwischen dem 30. und dem 80. Lebensjahr 10 Prozent aller Neurone und auch der Gliazellen absterben – allerdings macht sich das außer bei Gedächtnis-Weltmeisterschaften oder Aufgaben im Kopfrechnen erstaunlich wenig bemerkbar, wenn auch Erwachsene noch bereit sind, Neues zu lernen, sich viel bewegen und Übergewicht meiden.

Für den Erhalt der neuronalen Konnektivität ist es wichtig, dass die Kontaktstellen zwischen Nervenzellen, die sogenannten Synapsen, wachsen und in Form und Gestalt lebenslang veränderlich bleiben. Man kann sie bei Nicht-Benutzung aber auch verlieren. Hier ist das Gehirn sehr energieeffizient, und eine Schonhaltung des Gehirns in Form von denkerischem und lerntechnischem Nichtstun bestraft die Natur mit Abbau. Im Übrigen gilt all dies in genau gleicher Weise für alle Bauteile eines Neurons, dazu gehören auch die Empfangsantennen (Dendriten) der Neurone und die langen Datenleitungsbahnen, Axone genannt.

Wichtig im Kontext dieses Buch ist aber, dass für effektives Lernen nicht immer nur Wachstum entscheidend ist. Fast so wichtig wie das Wachsen von neuen Synapsen ist es, überflüssige Verbindungen zu beseitigen, und auch das funktioniert ein Leben lang. Welche Bedeutung hat diese Art des Ausjätens von Synapsen? Dieser Vorgang ist vor allem wichtig für die Effektivität von Lernprozessen. Ein Überschuss an Synapsen initiiert einen von Umweltreizen abhängigen Ausleseprozess, der die Gesamtqualität einer Fähigkeit festlegt. Erst die Eliminierung verirrter und unbrauchbarer Synapsen lässt also die Verarbeitungsprozesse im Gehirn im Laufe seiner Entwicklung direkter und damit effektiver ablaufen. Und auch für erwachsene Gehirne gilt, dass neuronale Netze so innerhalb von Lernprozessen zu effizienten Maschinen der Informationsverarbeitung werden. Vor allem, wenn wir das Prinzip dieser Abläufe im Gehirn verstanden haben, fällt weiteres Lernen deutlich leichter.

Was und wie wir lernen entscheidet also, wie sich das Gehirn dauerhaft für eine bestimmte Art des Denkens, des Wahrnehmens oder des Handelns verschaltet. Je älter wir werden, desto eher können wir auf Lernschemata oder -muster zurückgreifen; das bedeutet, unsere Gedächtnissysteme, vor allem die im präfrontalen Cortex (direkt hinter unserer Denkerstirn, siehe Abb. 1), haben sich Eckpunkte und Abläufe gemerkt, weniger einzelne Inhalte. Man lernt, wie ein Supermarkt aufgebaut ist, wie ein Restaurant oder eine Bibliothek funktioniert. Und diese Schemata können das Lernen enorm effizient machen, da man viele Randaspekte eines Ablaufes oder eines Ortes gar nicht mehr neu abspeichern muss. Dies kann man gut an einem einfachen Beispiel verdeutlichen: Auf einem bekannten Weg zur Arbeit oder zum Supermarkt muss man sich nur merken, was es an besonderen Erlebnissen gab, und nicht alle Details des Weges, den man gut kennt. So kann man leicht erinnern, was Neues passiert ist, vor allem, wenn es emotional aufwühlend oder besonders ungewöhnlich ist. Wir lernen also als Erwachsene anders, als wir als Kinder gelernt haben. Wir machen als Erwachsene beim Lernen immer einen Abgleich zwischen neuem Wissen und dem, was schon gespeichert ist. Das erhöht die Effektivität, kann aber auch gefährlich sein, da wir Neues nie unvoreingenommen betrachten, sondern immer im Vergleich zu dem, was wir schon zu wissen meinen.

Solange also ein formbarer und in der Anzahl veränderbarer Synapsenpool vorhanden ist, bleibt das Gehirn im höchsten Maß lernfähig und kann sich in eine Vielzahl verschiedener Richtungen entwickeln. Es zeigt sich dabei, dass durch das Anwenden von Schemata viel mehr an Gedächtniskapazität mit viel weniger an synaptischen Verschaltungen generiert werden kann. Und genau hier liegt der Trick des lebenslangen Lernens in einem adulten Gehirn: Mit weniger mehr leisten, da ein Teil des Lernprozesses anhand eines Schemas perfektioniert wird – Verarbeitungswege werden so effizienter, ja sogar kürzer in der Gesamtdistanz aller am Lernnetzwerk beteiligten Neurone. Auch dies ein Phänomen, das einem sogar im Alter noch begegnet: Es tritt zwar in einigen Gehirnarealen ein enormer Verlust von Rechenkapazität auf, aber auf der anderen Seite werden für bestimmte Aufgaben auch nur sehr wenige Neurone benötigt, da man unbewusst ein Schema im Kopf hat, wie eine bestimmte Aufgabe anzugehen ist.

Doch nicht nur Neurone wachsen und verdrahten sich neu, wenn wir lernen und denken, sondern auch Gliazellen, die Neurone in ihrer Funktion unterstützen. Gerade hat man entdeckt, dass die Myelinisierung von Axonen bei den Neuronen zunimmt, die eine erhöhte neuronale Aktivität zeigen. Als Myelinisierung bezeichnet man den Prozess, bei dem die Axone der Nervenzellen, die den elektrischen Output generieren, von einer fettigen, elektrisch gut isolierenden Schicht umgeben werden. Dies erhöht die Fortleitungsgeschwindigkeit der elektrischen Signale und isoliert die einzelnen Axone voneinander – je mehr Axone von Gliazellen ummantelt werden, umso schneller und effektiver übertragen sie Nachrichten an andere Zellen weiter! Verantwortlich hierfür sind Oligodendrozyten, eine spezielle Sorte von Gliazellen im Gehirn. Im Cortex geht diese Form der Isolierung von Axonen (Myelinisierung) bis weit über das 55. Lebensjahr hinaus – begleitet uns entsprechend bis in das reife Erwachsenenalter hinein. Erst nach dem 55. Lebensjahr sieht man, dass die Anzahl der Oligodendrozyten abnimmt, allerdings auch hier gebrauchsabhängig – bei Tätigkeiten, die wir intensiv betreiben und weiter ausüben, fällt der Abbau geringer aus(!), ganz im Sinne von »use it or lose it«! Das bedeutet aber auch, dass sich das Gehirn von der Geburt bis ca. zum 55. Lebensjahr hinsichtlich der Myelinisierung weiter verändert, geradezu entwickelt! Auch welche Fähigkeiten ein kleines Kind wann beherrscht geht parallel einher mit der Myelinisierung des für die spezifische Fähigkeit zuständigen Gehirnareals. In gewisser Weise deutet sich also an, dass die Geschwindigkeit unseres Denkens, Lernens und Handelns auch vom Gebrauch des Gehirns abhängt. Somit wird Lernen, Neues erleben und immer wieder auch Gewohnheiten zu ändern zu einer selbst erfüllenden Prophezeiung: Wer sich das zutraut, altert langsamer und denkt schneller. Es gilt also vor allem der Spruch: »Hans kann noch lernen, was er sich ein

Leben lang zugetraut hat zu lernen.« Aber auch umgekehrt gilt: Wer sein Gehirn jahrzehntelang in eine Schonhaltung gepackt hat und erst mit 50, 60 oder 70 Lebensjahren das Lernen wieder anfängt, der hat große Hürden zu überspringen und braucht eine hohe Selbstdisziplin, um beim Erlernen neuer Fähigkeiten wieder eine gewisse Effektivität zu erreichen. Aber auch hier scheitern die meisten Menschen an ihrer niedrigen Frustrationstoleranz und nicht daran, dass sich das Gehirn nicht mehr verändern kann! Ganz nach dem Motto von Carol Dweck: »*Die Einstellung, die Sie für sich selbst annehmen, beeinflusst tiefgreifend die Art und Weise, wie Sie Ihr Leben leben.*"

Grit: Hartnäckig ein Ziel verfolgen!

Nachdem nun die Frage positiv beantwortet ist, ob jeder Mensch in jedem Alter – solange er nicht eine schwere Gehirnerkrankung hat – lernen und dadurch die Fähigkeiten seines Gehirns verbessern kann, stellt sich als Nächstes die Frage nach dem Wie. Man möchte jetzt natürlich wissen, wie viel Sudoku, Kreuzworträtsel und Gehirnjogging-Apps man denn pro Tag absolvieren muss, um sich im Kopf fit zu halten.

Doch genau das springt zu kurz. Die gerade genannten Tätigkeiten machen zwar Spaß, stellen aber leider für das Gehirn keinen Leistungsgewinn dar. Außerdem hat sich gezeigt, dass Menschen all die Trainingseinheiten, die das Gehirn voranbringen, nicht anwenden, wenn nicht ein klar definiertes Ziel der Leistungsverbesserung formuliert und auch der Weg dorthin mitbedacht wurde. Die alles entscheidende Frage ist also in meinen Augen: Was wollen Sie verbessern? Was sind Ihre Gehirnschwächen? Was sind Sie bereit, diesen Zielen unterzuordnen?

Warum erwähne ich das hier am Anfang? Ich will kein Strohfeuer in Ihrem Kopf legen, indem Sie anfangen, dieses und jenes anzuwenden, weil Sie irgendwie Ihr Gedächtnis verbessern möchten. Meist hört man dann genauso schnell wieder auf, wie man angefangen hat. Leistungsfähig wird man immer erst dann, wenn Neugierde und Motivation gepaart sind mit Ausdauer – Trainingseffekte und positive Ergebnisse stellen sich oft erst nach einer bestimmten Zeit ein, in der man neue Techniken einübt, egal ob im muskelbetriebenen Sport oder bei gehirngesteuerten Denkaufgaben. Das entscheidende Stichwort ist dabei der wunderbare englische Begriff »grit«. Grit bedeutet so etwas wie eine Leidenschaft, die gepaart ist mit einer daraus resultierenden Ausdauer für langfristige Ziele, die wir hartnäckig verfolgen. Frustrationstoleranz gehört ebenso dazu wie eine gewisse Form der Fokussierung. Eine Reihe von Studien aus verschiedenen wissenschaftlichen Fachdisziplinen belegt, dass dies einen größeren Einfluss auf das Lernergebnis hat (und ob man überhaupt durchhält) als Talent, Begabung und der IQ.

Wir sind dann bereit, an einem Thema lange festzuhalten, wenn wir ein klares Ziel vor Augen haben, wenn sich der Lernstoff in den Alltag und/oder in Schule, Studium, Beruf einbauen lässt und wenn uns das Thema wirklich am Herzen liegt. Was uns bewegt und berührt, das bringt uns voran. Zu den Eigenschaften, die Menschen in Beruf und Privatleben erfolgreich machen, gehören Intelligenz und Talent ebenso wie unsere genetische Ausstattung. All das beeinflusst, was wir in einem bestimmten Bereich besonders schnell und effektiv lernen können. Aber Talent ist eben nicht alles, bei weitem nicht! Wichtiger für schulischen und beruflichen Erfolg sind die Fähigkeit, sich in andere hineinversetzen zu können (emotionale Intelligenz), sowie Selbstkontrolle (Willenskraft) und daraus abgeleitet Hartnäckigkeit –was oben als »grit« bezeichnet wird. Die Ausdauer, die man aufbringt, um ein Ziel zu erreichen, ist möglicherweise unter all diesen Faktoren am wichtigsten!

Gemäß der amerikanischen Psychologin Angela Duckworth ist Hartnäckigkeit ein wichtiges Persönlichkeitsmerkmal. Persönlichkeitsforscher unterscheiden eigentlich nur zwischen fünf Grunddimensionen unserer Persönlichkeit: Verträglichkeit, emotionale

Stabilität, Extraversion, Offenheit für neue Erfahrungen sowie Gewissenhaftigkeit. Hartnäckigkeit gepaart mit Leidenschaft wäre laut Duckworth die 6. Dimension. In einer ihrer ersten Untersuchungen beobachtete Duckworth, dass Menschen, bei denen sich in Fragebögen ein hoher Gritfaktor zeigte (das heißt, sie können ausdauernd und mit Leidenschaft an Zielen festhalten), höhere Bildungsabschlüsse erreichten und in der Karriereleiter höherwertige Berufe ergreifen – und dieser Effekt war deutlich stärker als die reine Korrelation mit dem IQ der Probanden. Daraus lässt sich der Schluss ziehen, dass Ausdauer an einem Thema und Wissenserwerb einen stärkeren Einfluss auf unsere Leistungsfähigkeit haben als unsere genetische Ausstattung. Im Übrigen – auch das interessant im Hinblick auf viele falsche Altersstereotypien, die man immer wieder hört – galt für ältere Personen, dass diese mehr Grit hatten als jüngere Probanden, da sie es besser verstanden, kurzfristige Impulse langfristigen Zielen unterzuordnen. Für dieses menschliche Durchhaltevermögen sind beständige Leidenschaft, aber vor allem auch eine gewisse Toleranz gegenüber Rückschlägen notwendig, denn nichts, was man neu versucht, was mit Gewohnheiten bricht und was langfristig die Gehirnleistung verbessern kann, kommt ohne Rückschläge, Fehler und Lernfrustrationen aus.

Nun also zurück zu der Frage: Was tun? Ein klares Ziel definieren und den Weg zu diesem Ziel in Etappen unterteilen ist der Königsweg – zum einen, um auch immer wieder Erfolgserlebnisse beim Erreichen eines Zwischenzieles zu haben, zum anderen, um das Ziel in unserem Alltag, der voller bequemer Ablenkungen ist, nicht aus den Augen zu verlieren. Will man zum Bespiel seine Merkfähigkeit erhöhen – wenn ja, wozu? Wo ist die Alltagsrelevanz, wo kann ich die neu erworbene Fähigkeit einbauen – beim Namensgedächtnis, beim Lernen von Fachbegriffen und Vokabeln oder in der Anwendung neuer Softwarelösungen im Betrieb? Will ich im Alter die Vergesslichkeit bekämpfen oder bei betrieblichen Umschulungen schneller den Anschluss finden?

Vor allem aber sollten wir uns verdeutlichen, dass auch große Leistungen anderer Menschen, die wir für wahre Genies halten, oft viel mehr mit Durchhaltevermögen als mit Talent zu tun haben.

»Die Menschen sprechen ersichtlich dort allein von Genius, wo ihnen die Wirkungen des großen Intellekts am angenehmsten sind und sie wiederum nicht Neid empfinden wollen. Jemanden ›göttlich‹ nennen heißt, ›hier brauchen wir nicht zu wetteifern‹. Sodann: alles Fertige, Vollkommene wird angestaunt, alles Werdende unterschätze. Nun kann niemand beim Werk des Künstlers zusehen, wie es geworden ist. Das ist ein Vorteil, denn überall, wo man das Werden sehen kann, wird man etwas abgekühlt.« F. Nietzsche.

Hier einige Punkte, die Sie beachten sollten, um es sich leichter zu machen, auch gegen Widerstände Ihre Ziele am Ende zu erreichen:

- Vor allem ist dafür wichtig, ein dynamisches und kein statisches Selbstbild zu haben. Das bedeutet, auch Fehler in Kauf zu nehmen, wenn man Neues lernen möchte. Die Angst vor dem Versagen ist das größte aller Hindernisse, um ein Ziel zu erreichen, denn sie sorgt dafür, dass man den ersten Schritt gar nicht erst macht.
- Simulieren und imaginieren Sie Ihre Ziele. Je genauer Menschen dies tun, umso eher ist das Gehirn bereit, Ablenkungen und verführerische, aber leider nur kurzfristige Belohnungen wegzuschieben! Hier helfen ganz konkrete Imaginationstechniken, bei denen Sie versuchen sollten, sich möglichst detailgetreu vorzustellen, wie es denn wäre, dieses oder jenes Ziel am Ende auch zu erreichen. Fragen Sie sich, was genau wäre dann anders – was würde Sie daran zufriedener und glücklicher machen?
- Bei der Auswahl neuer Ziele kommt es dann noch darauf an, die eigenen Vorlieben und Begabungen zu berücksichtigen, denn auch wenn Hartnäckigkeit bedeutsamer ist als unsere genetische Ausstattung, so werden wir doch nicht ohne Rahmen-

bedingungen geboren. Vor allem bleiben wir bei solchen Themen länger bei der Sache, wo Leidenschaft auf Begabung trifft.

- Wie findet man seine Leidenschaft für etwas? Fragen Sie sich, woran Sie gerne und öfter denken – wohin schweifen also in unbeobachteten Momenten Ihre Gedanken und bei welcher Tätigkeit verfliegt die Zeit wie im Nu? Das gilt natürlich auch umgekehrt: Fragen Sie sich, was Sie absolut unerträglich finden. Zwar muss man auch immer an seinen Schwächen arbeiten und nicht nur an den Stärken, aber wer lange nicht mehr etwas bewusst neu gelernt hat, sollte erst einmal das ins Auge fassen, was er gut kann und was er gerne macht.

- Doch nicht nur das Ziel genau simulieren zu können hilft dem Gehirn, Motivation zu entwickeln und zu verstärken, sondern auch die Vorstellungen, welche Herausforderungen und Hindernisse einen erwarten – und die wird es sicher geben! Nur allzu oft jagen wir ehrenwerten Traumzielen hinterher und sind enttäuscht, wenn trotz aller guten Vorsätze gleich am Anfang eine Frustration steht. Wichtig ist also auch die Frage, welche Herausforderungen unsere Ziele mit sich bringen vor dem Hintergrund unserer Begabungen und Talente und auch im Hinblick auf unseren Alltag. Was könnten also Ihre Hürden sein, die Ihren Zielen im Wege stehen? Nur wenn Sie dies berücksichtigen, kommen Sie zu einem realistischeren Bild, welche Ziele auch tatsächlich erreichbar sind.

- Zum Glück sei noch erwähnt: Es darf auch Spaß machen! Die ersten hier genannten Punkte klingen sehr schulbuchmäßig, ein bisschen oberlehrerhaft, und das müssen sie auch. Doch das soll nicht den Umstand verdecken, dass man meist nur dann lange bei einer Sache bleibt, wenn sie einem entsprechend Spaß macht und man eine gewisse Befriedigung aus dem eigenen Tun zieht. Hierbei hilft es enorm, sich auch an kleinen Erfolgen und dem Erreichen von Zwischenzielen zu erfreuen. Dies hat außerdem zur Folge, dass all die aufgebrachten Mühen dann als gar nicht so anstrengend empfunden werden, vor allem, wenn man sie immer wieder zusammen mit kleinen (und großen Erfolgen) erlebt. Ganz im Sinne von William James, dem Begründer der modernen Neuropsychologie: »*Es ist stets die Leidenschaft, die uns retten wird und die darüber entscheidet, welche Früchte unsere Bemühungen tragen werden, denn wenn das Ziel nur ausreichend wichtig für uns ist, werden wir es erreichen.*«

Durch Achtsamkeit das Konzentrationsvermögen trainieren

Jede Zeit der menschlichen Kulturgeschichte ist geprägt durch bestimmte neue Angewohnheiten, Erfindungen, Umgangsformen oder Moden. Nun ist es schwer vorherzusagen, was unsere Epoche kennzeichnen wird, wenn man sie in späteren Zeiten einmal betrachtet. Ich denke aber, es ist schon heute klar, dass hierbei die Begriffe »Geschwindigkeit« und »geteilte Aufmerksamkeit« herausstechen werden. Beides Begrifflichkeiten, mit denen das Gehirn nicht gut ausgestattet ist – Neurone feuern mit einer Rate von maximal 1000 Hz, während Computersysteme millionenfach schneller sind mit ihren Gigahertzangaben (eine Zahl mit neun Nullen ...). Und auch mit der geteilten Aufmerksamkeit hat unser Gehirn seine Schwierigkeiten, denn das berühmte Multitasking beherrschen wir nur sehr eingeschränkt und auch nur mit minimaler Rechenkapazität. Wir können lediglich schnell zwischen verschiedenen Tätigkeiten wechseln, niemals jedoch zwei anspruchsvolle Denktätigkeiten parallel durchführen (während spazieren gehen und reden noch ganz gut funktioniert, ist es nahezu unmöglich, mit zwei Personen gleichzeitig zu reden).

Wenn unsere Gehirne Sprache verarbeiten, ist unser Arbeitsspeicher im Stirnlappen bereits ausgelastet. Hier ein Beispiel, um das zu verdeutlichen: Versuchen Sie mal, den letzten Absatz erneut zu lesen und dabei gleichzeitig alle »d« und alle »b« zu zählen oder den nächsten Absatz zu lesen und dabei die Anzahl der Wörter zu zählen oder alle »n« und »w« auf einen Blick zu erfassen – das klingt eigentlich trivial, aber für unser Gehirn ist es nur mit einer enormen Verzögerung möglich bzw. nahezu unmöglich.

Die Verarbeitungskapazität eines menschlichen Gehirns beträgt im bewussten Sprachbereich gerade mal 120 bits/s! Um dieses Buch zu lesen oder einer Person beim Sprechen zuzuhören, verbrauchen wir bereits 60–90 bits/s, da bleibt wenig Raum, um parallel noch andere, bewusste Tätigkeiten durchzuführen. Und doch versuchen wir ständig, gleichzeitig zu unseren aktuellen Denktätigkeiten eingehende digitale Nachrichten zu schreiben, zu lesen oder nur zu verfolgen, und meinen, wir könnten trotzdem anderen zuhören, etwas konzentriert lesen oder fehlerfrei bearbeiten. Wir sind immer an mehreren Orten gleichzeitig durch die Omnipräsenz digitaler Medien und anderer Programme auf unseren Smartphones.

Jetzt könnte man meinen, dies sei ein Übergangszustand, der auf mangelndem Training beruht, und die heranwachsende Generation – die sogenannten »digital natives«, die in die digitale Welt hineingeboren wurden – könnte das Multitasking kulturell wie die Muttermilch aufsaugen. Weit gefehlt! Leider trainiert diese Art des vergeblich versuchten Aufmerksamkeits-Dreisprungs (innen – außen – woanders) unser Gehirn überhaupt nicht! Im Gegenteil: Wir verkürzen dadurch noch erheblich die Zeiten, in denen wir uns am Stück konzentrieren können. Wir werden leichter ablenkbar und deshalb sogar schlechter darin, unsere Aufmerksamkeit schnell zwischen verschiedenen Aufgaben wechseln zu können. Kurzum, wir haben uns angewöhnt, im Alltag und im Beruf immer alles nur noch mit geteilter Aufmerksamkeit zu erledigen, worunter die Rechenkapazität des Arbeitsgedächtnisses und am Ende unsere Effektivität leiden.

Allerdings können wir etwas dagegen tun! Man kann tatsächlich das Konzentrationsvermögen wieder trainieren – und dies ist eine der effektivsten Methoden, die Leistungsfähigkeit unseres Gehirns zu erhöhen; je älter wir werden, umso größer ist der Effekt.

Hier eine Reihe von Übungen, die zukünftiges Lernen und konzentriertes Arbeiten unterstützen, da sie an der entscheidenden Eintrittspforte neuer Informationen (Lernstoff) ansetzen – nämlich unserer Aufmerksamkeit. Dabei gilt: Alles, was den vorderen Teil des Stirnlappens aktiviert (vor allem den präfrontalen Cortex), führt dazu, dass dieser seine Leistungsfähigkeit steigert. Training bedeutet in diesem Kontext, dass wir wieder anfangen, etwas bewusst und ungeteilt zu beobachten oder über ein Thema zu reflektieren. Dabei schauen wir in uns hinein, und das gilt auch, wenn wir darüber nachdenken, was andere Menschen fühlen und denken. Bei all diesen Tätigkeiten wird der präfrontale Cortex aktiviert und dadurch trainiert. Dies geschieht eben genau dann, wenn wir achtsam sind, uns auf eine Aufgabe konzentrieren – zum Beispiel wenn wir in einer bestimmten Situation sind und uns ausmalen, wie diese Situation anders ablaufen könnte. Im Amerikanischen heißt diese Art des Denkens »Counterclockwise«, also unkonventionell gegen den Uhrzeigersinn Ideen entwickeln. Könnten Arbeitsläufe, Besprechungen, Vorträge, Tagesabläufe oder bestimmte Gesprächssituationen nicht auch ganz anders organisiert werden? Wer dies fragt, trainiert sein Gehirn, auch wenn mancher Vorgesetzte diese neue Denkweise nicht immer schätzen wird.

Die bei weitem effektivste Art, die Leistungsfähigkeit des Gehirns zu steigern, sind daher nicht Sudoku oder Kreuzworträtsel, auch keine Pillen oder sogenannte Brainjogging-Apps, sondern die Stellschraube, die den größten Effekt auf die Gehirn- und Lernleistung hat, ist die Stärke des Arbeitsgedächtnisses. Wer sein Denken, Lernen und Handeln verbessern will, kann demnach nichts Besseres tun, als sein Konzentrationsvermögen durch Achtsamkeit zu steigern. Aber auch derjenige, der seine Willenskraft für die nächste Diät und den nächsten Anlauf, mehr Sport zu machen, oder einfach seine Geduld gegenüber seinen Mitmenschen erhöhen möchte, kann mit folgenden Übungen seine Achtsamkeit, sein Konzentrationsvermögen und seine mit der Aufmerksamkeit verbundenen Gehirnbereiche trainieren. Und gleichzeitig schult er seine Willenskraft mit:

Meditation: Zu den besten Trainingsmethoden für unser Aufmerksamkeitssystem im Gehirn gehört die Meditation, und zwar vor allem solche Formen, die uns dazu bringen, lange etwas Bestimmtes zu fokussieren, egal ob es ein Gegenstand, etwas Fiktives, das vor dem inneren Auge entsteht, oder die eigene Atmung ist. Ein konkretes Beispiel ist eine Art täglicher Work-out, der nur 10 Minuten am Tag in Anspruch nimmt und der über »Fokussierung« (Focus) und »Beobachtung« (»Monitoring«) das Arbeitsgedächtnis trainiert.

Die Kurzanleitung dafür lautet wie folgt: Setzen Sie sich aufrecht hin, legen Sie die Hände auf den Oberschenkeln ab und schließen Sie die Augen. Konzentrieren Sie sich auf die Atmung und folgen Sie den Atmungsbewegungen durch den Körper, besonders in den Bauch hinein und aus der Nase heraus. Richten Sie Ihre Aufmerksamkeit dabei auf einen bestimmten Teil des Körpers, der durch die Atmung beeinflusst wird, und versuchen Sie, sich nur darauf zu konzentrieren, nicht mehr auf die Atmung selbst. Wenn die Aufmerksamkeit schwindet, zwingen Sie diese zurück auf den Atmungsprozess. Nach 5 Minuten beenden Sie die Fokussierung und schalten auf Beobachten um: Stellen Sie sich Ihren Geist als offenen Himmel vor und Ihre Gedanken, Gefühle und Wahrnehmungen als Wolken, die an diesem Himmel dahinziehen. Konzentrieren Sie sich nun 5 Minuten auf Ihre Wahrnehmungen: Was riechen Sie, was hören Sie, wohin schweifen Ihre Gedanken? Am Ende des Work-outs öffnen Sie die Augen und nehmen langsam wieder Ihre Umgebung wahr. Nebenbei sei angemerkt, dass diese eine experimentell sehr gut validierte Methode von Scott Rogers, University of Miami. ist.

Positive Emotionen: Wenn wir das Gefühl haben, dass wir zu viele Dinge zur gleichen Zeit erledigen »müssen«, geht dies mit einem Kontrollverlust einher. Dieser weckt in unserem Gehirn archaische Ängste, die wiederum die Bedrohungsachse im Gehirn aktivieren. Vor allem wird dadurch die Amygdala angekurbelt, der große Emotionscomputer in unserem Gehirn. Diese Amygdala-Aktivierung schränkt die Assoziationsfähigkeit der Großhirnrinde ein, sodass wir zu stereotypem Verhalten neigen – in lebensbedrohlichen Situationen ist das gut, da wir schnell reagieren können, beim Nachdenken über wichtige Probleme stört es dagegen das Denken. Darüber hinaus sinkt bei Stress und Angst (negativen Gefühlen) die Leistungsfähigkeit des Arbeitsgedächtnisses. Der Grund dafür ist erstaunlich: Es geht Rechenkapazität verloren, da der Stirnlappen versucht, Stress, Angst und negative Emotionen abzuwehren. Das »neuronale In-Schach-halten« der Amygdala kostet am Ende Geistes- und Rechenkraft. Wichtig ist daher, schlechte Stimmung gar nicht erst aufkommen zu lassen. Dies kann man auch in Arbeitsbesprechungen nutzen, indem man ein Meeting mit Humor und mit positiv besetzen Themen beginnt. Wenn uns bestimmte Verhaltensweisen und Angewohnheiten von anderen stören, tief Luft holen, auf etwas anderes konzentrieren und dann weiter die notwendigen Themen besprechen, um so die Aktivierung der Amygdala durch die Macht des Stirnlappens einzudämmen (wegatmen lässt sich diese angestachelte Amygdala-Macht nicht, aber der kurze Moment, in dem man sich die Situation bewusst macht, aktiviert den Stirnlappen, der daraufhin versucht, die Amygdala in der neuronalen Aktivierung einzudämmen).

Sport: Sportliche Aktivitäten verbessern nicht nur generell die Durchblutung des Gehirns, sondern sie wirken sich im Besonderen auf die dem motorischen Cortex nahen Gehirnareale aus. Und genau in diesem Bereich des Gehirns sitzt das Arbeitsgedächtnis; das bedeutet: Wird der motorische Cortex aktiv, bekommt er mehr sauerstoffreiches Blut zugeteilt, und davon profitiert als »Mitnahme-Effekt« auch das angrenzende Arbeitsgedächtnis.

Bremsen einbauen: Ablenkung, innere wie äußere, ist immer und überall, auch jenseits ausgefeilter digitaler Ablenkungsmedientechnologie. Hier hilft die ABC-Regel:

A wie Awareness (Achtsamkeit). Wir haben immer die Möglichkeit, Gedanken abzubrechen, die unser Nachdenken stören, oder Sinneswahrnehmungen zu ignorieren. Zum einen kann man sich aufschreiben, was beim seriellen Nachdenken an gedanklichen oder medialen Aufträgen eingetroffen ist, zum anderen kann man sich zwingen, zur eigentlichen Tätigkeit zurückzukehren. Nur sollte man bewusst entscheiden, ob man stoppt oder weitermacht.

B wie Breath (atmen) – einmal tief durchatmen, bevor man nach dem vibrierenden Handy greift, hilft oft schon dabei, sich bewusst zu entscheiden, was jetzt wichtig ist.

C wie Choose (entscheiden): Bewusst entscheiden, ob man weiter mit einer Tätigkeit fortfährt oder ob man einer anderen, eingehenden Nachricht nachgeht. Entscheidend ist, dies bewusst zu tun und sich nicht fremdgesteuert über Automatismen leiten zu lassen.

Schlaf: Schlaf ist wichtig, um das Gelernte im Langzeitgedächtnis zu konsolidieren, aber auch um am nächsten Tag wieder aufmerksam und konzentriert arbeiten, lernen, üben zu können. Gerade das Arbeitsgedächtnis im Stirnlappen erholt sich im Schlaf prächtig, allerdings nur, wenn wir auch genügend lange schlafen, mindestens sieben Stunden in der Nacht, wie Wissenschaftler um Jan Born an der Universität Tübingen gezeigt haben. Wer Zeit sparen will für ein mehr an Arbeit oder Lernen, sollte nicht am Schlaf sparen (siehe dazu auch Kapitel Schlaf, Seite 47).

Ein Ziel haben: Was will ich wissen und was muss ich investieren, um dieses Ziel zu erreichen? Und genauso wichtig: Was brauche ich alles nicht, um ein bestimmtes Ergebnis zu erzielen? Selektivität und Fokussierung sind hier gefragt! Dabei ist es entscheidend, sich klare, aber auch erreichbare und herausfordernde Ziele zu setzen.

Zeit: Fragen, die man sich hinsichtlich des Zeit-Managements stellen sollte, sind vor allem: Wann konzentriere ich mich am besten, wie lange kann ich aufmerksam arbeiten und wie viel Puffer brauche ich zwischen Terminen? – Ein abgehetztes Aufmerksamkeitssystem leidet. Außerdem sollten wir den Impuls unterdrücken, zu meinen, wir hätten mehr Zeit, wenn wir versuchen, jeder möglichen Aktivität nachzugeben. Wer versucht, alles in Beruf und Privatleben zu erleben und zu erledigen, wird am Ende für nichts mehr Zeit haben; zudem wird sich das Gefühl einstellen, die Kontrolle über sein Leben zu verlieren. Es hilft auch, für eine Aufgabe einen bestimmten Zeitrahmen festzulegen – das motiviert, wenn man die Zeit dann auch mit einer Aufgabe ausfüllt, und es entlastet, da man weiß, dass man im Anschluss für weitere, manchmal ja aktuell einlaufende Aufgaben Zeit haben wird.

Lesen: Das Lesen von Büchern ist eine sehr gute Achtsamkeitsübung, da man etwa alle drei Minuten auf die nächste Buchseite wechselt und sich demnach auf Handlungen oder Argumentationsstränge länger konzentrieren muss. Selbst einen Krimi zu lesen trainiert unser Gehirn mit seinen Aufmerksamkeitszentren – was für eine wunderbare Empfehlung, auch noch mit neurobiologischen Argumenten entspannt ein Buch zu lesen und dies als Gehirnjogging zu begreifen, denn nichts anderes bedeutet Lesen.

Gezielte Unterbrechung: Auf der anderen Seite haben auch Ablenkung und Unterbrechung ihren Platz! Das Gehirn muss zwischen Tätigkeiten auch die Chance haben, in seinen entspannten Ruhemodus (engl. default mode) zurückzufallen, denn gerade in diesem Tagtraummodus sortiert sich das Gehirn neu, verarbeitet unbewusst das gerade Gelernte, ohne gleich wieder Neues abspeichern zu wollen. Neben aller Konzentriertheit ist es eben auch wichtig, den Fokus der Aufmerksamkeit nach 60 bis 90 Minuten auf etwas Neues zu richten. Das weckt wieder die Neugierde, setzt frische Ressourcen frei, beansprucht andere Gehirnareale und gönnt dem Arbeitsgedächtnis durch die Andersartigkeit der Beanspruchung eine Verschnaufpause.

Suchen Sie zwischen solchen gedanklichen Themenwechseln ruhig etwas Ablenkung – jetzt ist Zeit für den Weg zur Kaffeemaschine, für einen kurzen Spaziergang oder tatsächlich für die Pflege sozialer Netzwerke. Auch bei längeren Meetings gilt: Bauen Sie mindestens alle 60 bis 90 Minuten eine kurze Pause ein, in dem Fall aber »daddelfrei«, am besten mit Bewegung!

Fehlerkultur zur Bewirtschaftung des Lernraumes

Nun lesen Sie möglicherweise dieses Buch, um mehr über Ihr Gehirn zu erfahren und auch um dessen Funktion zu verstehen, zu verbessern oder aber mindestens im Alter zu erhalten. Dabei geht es den meisten sicher auch darum, Fehler zu vermeiden, die man bisher gemacht hat – vielleicht hat man ja bisher falsch und ineffektiv gelernt. Lassen Sie sich bloß nicht dazu verleiten, dieses Kapitel, in dem nun auch noch von »Fehlerkultur« die Rede ist, schnell zu überblättern. Selbst wenn es ein wenig so klingt, als wollte man Bakterien mit Bakterien bekämpfen und nicht mit Antibiotika und als würden in diesem Kapitel Fehler auch noch schöngeredet – es ist wichtig, um in Zukunft Fehler zu verhindern.

Machen Sie sich vor dem Lernen neuer Inhalte oder neuer Arbeitsabläufe klar, dass Fehler nicht der Feind des Lernens sind (so wenig wie das Vergessen), sondern dass sie einen elementaren Bestandteil des Lernprozesses darstellen! Das Gehirn lernt ständig aufgrund vieler kleiner Fehler, die es in der versuchten Vorhersage, »Was geschieht als Nächstes?«, macht oder um vorherzusehen, wann und wofür es welche Belohnung gibt (im Sinne von Zielerreichung und Anerkennung). Und auch wir sollten akzeptieren, dass man gerade aus Fehlern Elementares lernen kann und dass man sie nicht als Niederlage empfinden sollte. Die Angst vor Fehlern ist ein schlechter Ratgeber. lassen wir uns davon beeinflussen, werden wir nie eine

Fremdsprache erlernen. Nur indem man spricht, lernt man auch eine Sprache – und zwar über eine endlose Zahl von Fehlern in Aussprache, Wortwahl und Schreibweise. Bedenkenswert ist in diesem Kontext, was Herbert von Karajan, einer der berühmtesten Dirigenten aller Zeiten und langjähriger Leiter der Berliner Philharmoniker, einmal gesagt hat: »*Wer all seine Ziele erreicht, hat sie wahrscheinlich zu niedrig gewählt.*«

Aber es stimmt auch noch in einem weiteren Sinne: Unser »Mindset«, also unsere Einstellung gegenüber Fehlern, aber auch gegenüber dem Lernen, bestimmt auch die Leistungsfähigkeit unseres Gehirns. Versucht man immer nur die Tätigkeiten auszuführen, die man gut beherrscht, wird man Angst vor dem Versagen bekommen, wenn man etwas neues Lernen soll – eben genau dort wird man unweigerlich am Anfang Fehler machen.

Aber warum sind Fehler vorprogrammiert, wenn wir aus einer Routine heraus versuchen, etwas Neues zu lernen? Der Grund liegt darin, dass die Einspeicherung des neu Gelernten zum Teil in frische Schaltkreise der Großhirnrinde erfolgt. Diese geraten in der gerade erst angelegten Befehlskette in einen Konflikt mit Gehirnarealen, die unterhalb der Großhirnrinde liegen, den Basalganglien. Dort sind unsere Routinen und Gewohnheiten abgelegt, die meist zielsicher und korrekt diejenigen unserer Handlungen orchestrieren, die wir gut und sicher können. Handlungsabläufe im Sport gehören hier genauso dazu wie Abläufe am Arbeitsplatz. Schon eine neue Tastatur auf dem Smartphone oder Laptop kann Schwierigkeiten bereiten, da es etwas dauert, mithilfe der Großhirnrinde die Basalganglien umzuprogrammieren. Zum Teil ist es sogar so, dass, wenn wir etwas Neues lernen, dies in den Schaltkreisen erfolgt, die bisher fehlerfrei die Routinen erledigt haben – man braucht nicht viel neurobiologische Fantasie, um sich klarzumachen, dass zumindest für kurze Zeit Chaos im Kopf herrscht und man mehr Fehler machen wird als bisher. Die Frage lautet nun: Können wir (und sind wir dazu bereit) aus den Fehlern etwas lernen und spornen uns diese Fehler an – oder frustrieren uns

Fehler lediglich, da wir uns angewöhnt haben, nur die Dinge zu versuchen, für die wir auch schon früh im Leben ein Talent gezeigt haben?

Wer dagegen bereit ist, sich Fehler einzugestehen und aus diesen zu lernen, entwickelt mit der Zeit ein dynamisches Selbstbild; das heißt, er schafft es dann, das Bild, das er von sich selbst hat, auch immer wieder auf den neuesten Stand zu bringen.

Und genau dies bereitet uns Schwierigkeiten, wie man an einem einfachen Beispiel sehen kann: Im wahrsten Sinne des Wortes glauben Menschen, dass sie heute noch so aussehen wie vor fünf Jahren, und genau in diesem Sinne merken wir oft auch gar nicht, wie wir uns in unseren Talenten und Gewohnheiten weiterentwickelt haben. Max Frisch hat in seiner Autobiographie in Abwandlung der Zehn Gebote die Regel »Du sollst dir kein Bildnis machen, schon gar nicht von dir selbst!« aufgestellt und diese auch auf unsere Vorstellung übertragen, die wir von anderen Menschen haben. Denn ob wir wollen oder nicht, wir zwängen Menschen, denen wir keine Veränderung zutrauen (oder einfach nicht aufmerksam genug sind, diese zu beobachten), immer wieder in enge »Bilderrahmen«, und diese Erwartungshaltung engt Menschen in ihrem Handlungs- und Lernspektrum ein. Und ob wir wollen oder nicht, auch die Bilder, die andere von uns haben, beeinflussen unser Selbstbild. Hier hilft nur das bewusste Innehalten, um für sich zu definieren, was man können und leisten möchte.

Ein weiterer Aspekt im Hinblick auf die Fehlerkultur, den man beachten sollte: Manchmal fehlt es uns an Selbstvertrauen, da wir die Leistung anderer überhöhen; wir machen Fehler, nicht die anderen. Was wir uns dabei häufig nicht klarmachen, ist der Umstand, dass viele Höchstleistungen viel mehr mit profaner Arbeit zu tun haben, als wir wahrnehmen – Talent allein macht meist noch keine Meister/innen. Der Psychologe und Sportwissenschaftler Dan Chambliss hat in einem Aufsatz über die »Die Profanität der Höchstleistung« aufgezeigt, dass auch Spitzenleistungen in jedem Bereich zunächst mal eine Aneinanderreihung einzelner Elemente sind, die oft geübt und trainiert wurden. Nehmen wir das unglaubliche Talent eines Leonardo da Vinci als Beispiel, dessen 500. Todestag 2019 begangen wird. Dabei ist gerade da Vinci ein Beispiel eines Menschen, der ein Leben lang an seinen Interessen und Visionen gearbeitet und diese immer weiter entwickelt und perfektioniert hat, egal wie groß die Rückschläge zum Beispiel bei seinen Flugobjekten waren. Dan Chambliss fasst seine Forschung zu Spitzenleistungen von Olympiasiegern, großen Künstlern und berühmten Wirtschaftsikonen dann auch so zusammen: »Überragende Leistung ist gewissermaßen ein Zusammenfluss Dutzender kleiner Befähigungen, die man sich selbst beigebracht hat oder die einem beigebracht wurden und die man sich im Laufe der Zeit anzuwenden angewöhnt hat, bis sie als synchronisiertes Ganzes zusammenwirken. Es ist nichts Außergewöhnliches oder Übermenschliches an ihnen – es zählt nur, dass sie permanent und auf die richtige Art und Weise zur Anwendung gebracht werden und durch ihr Verschmelzen Höchstleistungen zustande bringen.«

Häufig erreichen Menschen ein Lernziel nicht, weil sie erst gar nicht richtig angefangen haben, da Versagensängste den ersten Schritt bereits im Keim erstickt haben. Auch die Forschungen der berühmten Standford Psychologin Carol Dweck deuten in diese Richtung. Sie konnte in vielen Studien über die Lebensläufe von Menschen belegen, dass ein entscheidender Erfolgsfaktor darin besteht, aus eigenen Fehlern zu lernen, und dass diese Menschen so von ihren Eltern und Lehrern/Mentoren aufgezogen wurden, dass ihr Einsatz und nicht nur ihr Talent gelobt wurde. Wenn man nämlich bei Kindern, Jugendlichen, Mitarbeitern und Freunden nur vorhandene Kenntnisse lobt, werden Fehler zu Niederlagen. Aber genau das setzt voraus, dass man an seinen Fehlern wächst und nicht das Gefühl entwickelt, dass der erste Fehler schon ein Scheitern bedeutet – und war zwar nicht, weil es einem egal ist, Fehler zu machen, sondern weil man Fehler nicht als Niederlage, sondern als Herausforderung ansieht. Es geht also nicht darum, bei der »Fehlerkultur des Gehirns« Fehler per se zu fördern! Entscheidender ist vielmehr eine Neubewertung: Fehler sind etwas, aus dem man konkret lernen kann. Sie sollten uns motivieren, denn sie sind kein Anzeichen für Mangel an Talent, sondern Warnschilder, weiterhin zu üben. Dabei kommen auch andere Menschen ins Spiel, denn wenn man eine Tätigkeit beginnt – das gilt für den Anfang jeder neuen Unternehmung –, braucht man optimalerweise auch Zuspruch und die Freiheit, das zu finden und zu wählen, was einem gefällt. Unsere Gehirne brauchen eben auch immer wieder kleine Erfolgserlebnisse; wie soll man sonst wissen, ob die Lernreise in die richtige Richtung geht. Und wir brauchen Beifall, wohlmeinende Kritik und Feedback von anderen. Dies ist nicht nur wichtig für Schüler/Schülerinnen und Studenten/Studentinnen, sondern auch für Berufsanfänger, Freunde und Lebenspartner. Es geht hier auch um Resilienz, also darum, dass uns jemand den Rücken stärkt, wenn etwas schiefgeht oder uns etwas Schlimmes widerfährt. Menschen, die mithilfe anderer Menschen lernen und manchmal sogar große Lernhindernisse überwinden, kommen auch später im Leben mit schwierigen Herausforderungen besser klar. Aber nur, wenn immer wieder auch Mini-Erfolgserlebnisse eintreten – und da Lob anderer Menschen auf unsere sozial geeichten Gehirne besonders stark wirkt, können andere hier massiv mithelfen. Eines sei hier aber noch angemerkt: Es nützt nichts, jemandem ständig zu sagen »das schaffst du schon«, wenn dieser jemand nicht auch Erfolgserlebnisse im Umgang mit schwierigen Situationen sammelt!

Aber jeder kann hier auch etwas für sich selbst tun, nämlich die Kunst des »Mut-Zusprechens« erlernen. Wenn Sie also in eine schwierige Situation geraten, der Sie sich ausgeliefert fühlen, sollten Sie Denkrituale entwickeln, z.B. direkt darüber nachdenken, was Sie denn aktiv in der konkreten Situation tun könnten. Dies hat den Hintergrund, dass für uns Stress weniger ausgeprägt ist, solange wir noch in der Lage sind, Handlungsalternativen zu entwickeln. Selbstgespräche (siehe auch Kap. »Wie innere Dialoge die Kreativität und die Motivation fördern«, Seite 190) sind also ein wichtiger Schlüssel, um sich

Mut zu machen und Stress zu bekämpfen. Nehmen Sie selbst die Rolle des Trainers ein. Wenn Sie das Gefühl haben, »das wird nichts«, sagt Ihre innere Stimme »kann sein, aber wenn du dir das einredest, wird es bestimmt wahr. Denk doch daran, dass dir beim letzten Gespräch (Prüfung, Vortrag) etwas Gutes eingefallen ist.« Diese Art des inneren Dialoges kann man regelrecht trainieren.

Und auch wenn man zu anderen spricht, kann man ihnen Mut machen, den Rücken stärken und so die Angst vor den eigenen Fehlern nehmen, nicht nur wenn es um Freunde oder Mitarbeiter geht, sondern auch wenn man als Eltern, Lehrer und/oder Erziehender gefragt ist. Denn wie Erwachsene mit eigenen Fehlern umgehen (motivierend und nicht resignierend), ist auch eine Frage der Erziehung, die sie erhalten haben. Wer also einen bestimmten Erziehungsstil für seine Kinder sucht oder wer wissen möchte, wie er mit seinen Mitarbeiterinnen und Mitarbeitern umgehen sollte, dem sei weder eine autoritäre noch eine antiautoritäre Erziehungsmethode empfohlen, sondern ein autoritativer Stil. Dieser verquere Begriff meint, dass ein abgeklärter Erziehungsstil für Kinder ebenso wie ein abgeklärter Führungsstil im Umgang mit Mitarbeitern das dynamische Selbstbild fördert. Ein abgeklärter (autoritativer) Stil erlaubt den Kindern – und den Mitarbeitern – relativ viel, sodass sie auch Fehler machen dürfen (und Fehler machen werden). Diese Art des Umgangs mit Kindern, Jugendlichen oder Mitarbeitern ermöglicht relativ viele Freiheiten (was die Eigenverantwortung und die Fähigkeit, aus Fehlern zu lernen, stärkt), gibt jedoch bei Problemen Kindern ebenso wie Mitarbeitern immer das Gefühl, dass man hinter ihnen steht. Dabei werden klare Vorgaben kommuniziert, zu denen auch klar einzuhaltende Regeln gehören. Zudem wird vermittelt, dass man durchaus etwas erwartet. Leistung wird eingefordert, aber Fehler zu machen ist dabei kein Makel an sich. Immer wieder versucht dieser Erziehungs- und Führungsstil, den Ehrgeiz des Kindes/Mitarbeiters zu wecken, und macht auf diese Weise eine klare Erwartungshaltung deutlich. Dadurch wissen die Mitmenschen, für die wir Verantwortung tragen, immer, welche Anforderungen an sie gestellt werden, aber sie spüren gleichzeitig den notwendigen Rückhalt, wenn etwas mal nicht so gut klappt. Gleich ein ganzes Packet von Studien belegt, dass Kinder, die in Familien aufwachsen, die einen autoritativen Erziehungsstil pflegen, unabhängig von allen anderen Faktoren im Mittel deutlich bessere Ergebnisse in IQ-Tests erreichen. Sie sind hartnäckiger, haben also mehr Grit im Erreichen von Zielen und sind eher bereit, aus Fehlern zu lernen, als Kinder aus Vergleichsgruppen.

Deshalb gilt: Mut zu Fehlern und noch mehr Mut, diese Fehler zu korrigieren. Vor allem bloß keine Angst vor dem Versagen, es wird schon schiefgehen, und wenn man daraus etwas lernt, wird es auch besser weitergehen. Oder man hält es mit Winston Churchill: *»Erfolg ist die Fähigkeit, von einem Misserfolg zum anderen zu gehen, ohne seine Begeisterung zu verlieren.«* – Denn in der Konsequenz wird man dabei immer ein Stück besser in dem, was man lernt und tut.

Motivation: Neugierde in sich wecken!

Eine wichtige Dehnübung, um das Gehirn auf Touren zu bringen und die kognitiven Muskeln zucken zu lassen, besteht neben der Definition eines Zieles darin, die Neugierde zu wecken. Man muss etwas finden, für das sich aus Sicht des Gehirns Anstrengungen lohnen. Dabei ist kaum etwas wirkungsvoller, um die Pforten der Gedächtnisspeicher zu öffnen, als wenn die Neugierde geweckt wurde.

Hier eines von vielen Beispielen, das die Wirkung der Neugierde auf die Speicherfähigkeit der Großhirnrinde veranschaulichen soll: Bei einer Untersuchung, die Matthias Gruber von der University of California in Davis durchführte, mussten Probanden Quizfragen beantworten. Vor jeder Frage sollten sie sagen, wie gespannt sie auf die Antwort sind. 14 Sekunden später wurde die Antwort präsentiert – und diese Zwischenzeit war für das Experiment entscheidend, denn in dieser Wartezeit wurde den Versuchspersonen ein unbekanntes

Gesicht gezeigt. Das erstaunliche Ergebnis dieses Experiments bestand darin, dass nicht nur die Antworten auf die Fragen, auf die die Probanden neugierig waren, später besser ausfielen, sondern dass sie, je neugieriger sie auf die Antwort waren, umso besser auch die Wartezeit-Gesichter erinnern konnten!

Dies bedeutet: Neugierde und damit unsere Erwartungshaltung steigern ganz generell unsere Fähigkeit, neue Informationen, Sachverhalte und Abläufe nicht nur zu speichern, sondern diese auch zuverlässiger erinnern zu können. Wie andere Experimente belegt haben, hält dieser Effekt nicht nur Sekunden, sondern oft viele Stunden an! Der neurobiologische Grund liegt darin, dass Neugierde, also die positive Erwartungshaltung Neuem gegenüber, mit einer erhöhten Ausschüttung des Botenstoffes Dopamin einhergeht. Und dieses Dopamin wirkt in den Aufmerksamkeitssystemen des Gehirns wie ein Turbolader. Es stärkt sowohl die Konzentrationsfähigkeit als auch die Rechenkapazität und es erleichtert den Übergang vom Kurz- zum Langzeitgedächtnis.

Wer neugierig ist, der lernt und behält also besser, wie man an diesem Beispiel sehen kann. Man trainiert außerdem seinen Dopamin-Haushalt und ganz nebenbei hält man dadurch sein Gehirn jung, denn Nervenzellen, die stärker angeregt werden, sind länger vor dem Verfall geschützt. Unterforderung und langweilige Routinen sind dagegen die Rivalen der Neugierde; sie versetzen die Aufnahmekapazität der Großhirnrinde in den Tagtraummodus. Warum sollte man Neues speichern, wenn man es doch aus der Routine heraus, in der alles bekannt scheint, bewältigen kann?

Das Dopamin kommt ins Spiel, sobald neue Ereignisse von Bedeutung anstehen, die sich von dem, was das Gehirn im Voraus errechnet hat, positiv abheben: Überraschendes erhält sofort einen hohen Rang auf der Prioritätenliste; nur so konnten wir evolutiv neue Gebiete erkunden, ohne immer gleich vor dem unbekannten Terrain zurückzuschrecken. Ein gutes Beispiel: Wir beschäftigten uns mit einer Aufgabe, und das Resultat fällt wesentlich besser aus als erwartet – oder wir bekommen ganz unerwartet Lob dafür. Plötzlich klappt die Sportübung nahezu perfekt, der Vorgesetzte, die Eltern oder die Lehrer loben das Geleistete vor anderen, oder ein Test war fehlerfrei oder hat zumindest die Erwartungen weit übertroffen. Solche außergewöhnlichen Ereignisse speichert die vom Dopamin gefütterte Buchhaltung des Gehirns als ein spezielles Erlebnis besonders effektiv. Ein positives Ergebnis, das in irgendeiner Form von der Routine-Erwartung abweicht, bewirkt im Gehirn, dass das damit verbundene Ereignis besonders zuverlässig abgespeichert wird und entsprechend leicht erinnert werden kann. Wichtig dabei ist Folgendes: Gelernt wird vor allem, was positive Konsequenzen hat, und – besonders wichtig – auch der Kontext dieses positiv besetzten Ereignisses wird mit abgespeichert. Dies kann bedeuten, dass bestimmte Lernsituationen, seien es die vermittelnden Personen, der Raum oder andere begleitende Umstände, Einfluss darauf nehmen, wie in ähnlichen Situationen unsere Motivation in der Zukunft eingestellt sein wird. Das ist wie ein Energieschub, der einen neue Herausforderungen mit viel Elan angehen lässt. Am liebsten möchte man fragen, wo kann ich dieses Dopamin kaufen, wenn es doch solch positiven Effekte auf unsere Konzentrations- und Speicherfähigkeit hat.

Doch so einfach ist es nicht. Es sind mathematische Prozesse im Gehirn, also Formeln, nach denen errechnet wird, wann es sich für das Gehirn lohnt, Dopamin auszuschütten, und wann nicht. Aber nach welcher Formel berechnet das Gehirn, ob Signale positiv sind und wann sie eintreten? Die Antwort lautet etwas vereinfacht: Dopamin wird ausgeschüttet, wenn die Erwartungshaltung in einer Situation positiv ist und wenn wir uns gefordert fühlen. Im menschlichen Gehirn gibt es nur etwa eine Million Nervenzellen, die Dopamin produzieren – angesichts von 82 Milliarden Nervenzellen insgesamt ist das eine sehr geringe Zahl. Trotz dieser wenigen Dopamin-produzierenden Nervenzellen ergibt sich die große Bedeutung dieses Neurotransmitters aus seiner vielfältigen Beteiligung an grundlegenden Eigenschaften menschlichen Handelns. Dopamin steuert Wachheit und Aufmerksamkeit, facht unsere Kreativität an, unterstützt das Selbstvertrauen, macht optimistischer und motiviert, bestimmte Ziele erreichen zu wollen. Dopamin löst darüber hinaus Spannung und Vorfreude aus. Es macht das Gehirn auf besonders interessante Situationen aufmerksam, außerdem fördert es die Fähigkeit von Nervenzellen, sich neue Erfahrungen besonders gut einzuprägen, vor allem wenn wir ein Ziel auch erreicht haben. Lernen geht leichter und effektiver von der Hand, wenn die Neugierde geweckt wurde.

Produziert wird Dopamin vor allem im Mittelhirn in der Substantia nigra (schwarzer Kern) und in einem benachbarten Areal mit dem prosaischen Namen »A10« (siehe Abb. 3, 4). Diese Strukturen bilden im Gehirn quasi Detektoren für »Neues« und sind damit wichtige Motivatoren zukünftigen Verhaltens. Wir sollten versuchen, diese Fackel immer wieder zu entfachen – in uns und auch in anderen.

In seinen Grundprinzipien ähnelt das menschliche Erwartungs- und Belohnungssystem quasi einer Art Kapiertrieb, der evolutiv in uns angelegt ist. Es hat sich im Laufe der Evolution zunächst bewährt, weil es Handlungen verstärkt, die uns mutig Neues ausprobieren lassen. Wer Futter sucht, merkt sich die Stelle besonders gut, an der er welches gefunden hat. Die im Anschluss verspeiste Nahrung wird zur Belohnung für die Bemühungen, die für die Suche aufgewendet werden mussten. Beim Menschen scheint aber neben dieser Handlungsbelohnung noch eine zweite Strategie von Bedeutung zu sein: Nachdenken und dabei etwas verstehen, ohne dass notwendigerweise eine Handlung vollzogen werden muss, kann ein Gefühl der Euphorie, der Freude und des Wohlfühlens, also der inneren Belohnung hervorrufen. Stolz zu sein auf einen gelungenen Gedanken und eine erfolgreich absolvierte Lektion gehören zum Lernen dazu, ebenso wie das Lob für andere.

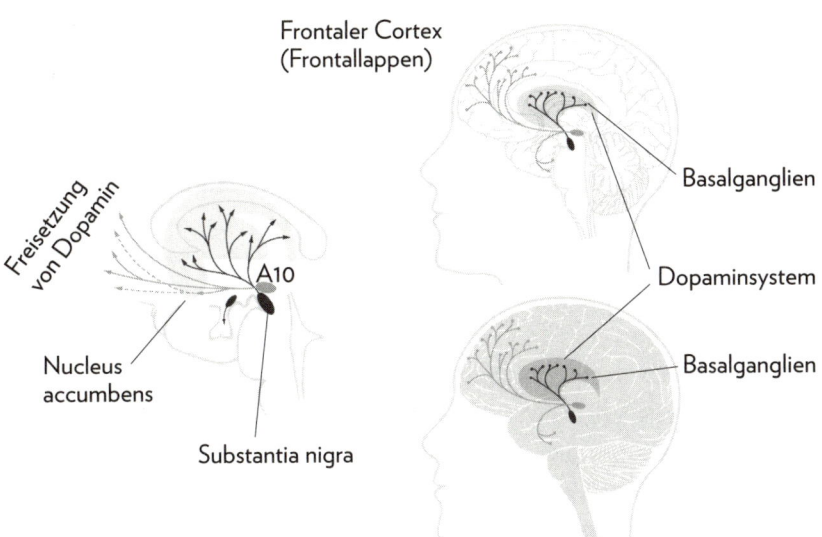

Frontaler Cortex
(Frontallappen)

Basalganglien

Dopaminsystem

Basalganglien

Freisetzung von Dopamin

A10

Nucleus accumbens

Substantia nigra

Abb. 3: Dopaminsystem im Gehirn eines Menschen: Was uns antreibt, sind Erwartungen, biochemisch kodiert über die Ausschüttung von Dopamin im Stirnlappen und im Corpus striatum (gehört zu den Basalganglien).

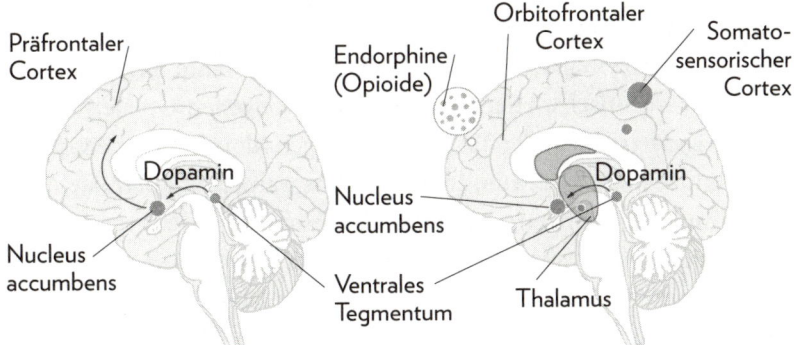

Präfrontaler Cortex

Orbitofrontaler Cortex

Endorphine (Opioide)

Somato-sensorischer Cortex

Dopamin

Dopamin

Nucleus accumbens

Nucleus accumbens

Ventrales Tegmentum

Thalamus

Abb. 4: Dargestellt ist die Zusammenarbeit von unserem Erwartungssystem mit dem Belohnungssystem in Form von Dopamin. Haben wir ein Ziel erreicht, aktiviert dies den Nucleus accumbens, der endogene Opiate (Opiniode, Endorphine) ausschüttet. Dies führt nicht nur zu einem guten Gefühl bis hin zur Euphorie, sondern bewirkt auch, dass eine Gesamtsituation positiv abgespeichert wird.

Entscheidend für die Aktivierung dieses Kapiertriebes ist eine initiale Bewertung des Gehirns in dem Sinn, ob wir uns zutrauen, eine Aufgabe lösen zu können – und ob uns die gestellte Aufgabe anspornt. Zu niedrige Ansprüche wirken sich dabei auf unser Gehirn genauso aus wie zu hohe: Die Aufmerksamkeit bricht zusammen, und das Arbeitsgedächtnis funktioniert nicht mehr richtig, da in beiden Fällen nicht genügend Dopamin ausgeschüttet wird. Überforderung kann sich auf unsere Aufmerksamkeit ebenso negativ auswirken wie Unterforderung.

Woher kommt aber das gute Gefühl, wenn wir ein selbstgesetztes Ziel auch erreichen? Auch hier spielt wieder der Botenstoff Dopamin die entscheidende Rolle: Nervenzellen, die Dopamin freisetzen, bewirken unter anderem, dass der Nucleus accumbens aktiviert wird (siehe Abb. 4). Dieser kleine Hirnkern, der nicht einmal die Größe einer Erbse besitzt, liegt im vorderen Teil des Gehirns unterhalb der Großhirnrinde. Er sendet Informationen an den Stirnlappen und setzt dort, wenn wir eine Aufgabe erfolgreich bewältigt haben, einen Cocktail an Substanzen frei, die ein Gefühl der Euphorie auslösen. Diese Nervenfaserbahn ist nicht nur bei Lernerfolgen aktiv, sondern ebenso beim Konsumieren von Drogen, bei sportlicher Betätigung, bei sozialen Erfolgserlebnissen, beim Sex oder beim Verzehr eines leckeren Nachtischs. Hierbei werden körpereigene Opiate (Opioide) freigesetzt, die in der Tat mit den Drogen Morphium und Opium verwandt sind. Unsere emotionalen Hochs werden oft durch die Ausschüttung von Dopamin in Nervenbahnen zum Nucleus accumbens eingeleitet. Dies ist vor allem dann der Fall, wenn unsere Erwartungen übertroffen werden – oder wenn wir von andern gelobt werden. Wiederum sind also Erfolgserlebnisse und auch Überraschungen in Form von nicht erwarteten Belohnungen der entscheide Schlüssel zum Lernen. Dies ist der springende Punkt, nicht nur beim Lernen. Eltern, Lehrer und Führungskräfte sollten deshalb versuchen, das Lern- und Arbeitspensum individuell genau zu dosieren, denn im Falle der richtigen Balance zwischen Anspannung, Anspruch und

Erfolg führt das freigesetzte Dopamin im Nucleus accumbens zur Ausschüttung von körpereigenen Opiaten. Dies wird nicht nur als Belohnung empfunden, sondern es setzt auch einen Speicherprozess in Gang, der drei verschiedene Aspekte einer Situation abspeichert:

1. die Tatsache, dass wir eine Belohnung erhalten haben;
2. das Wissen, für welches Ergebnis, für welche Handlung wir belohnt wurden;
3. den gesamten Kontext, in dem all dies geschehen ist.

Ist dieser Dreiklang im Gedächtnis eingraviert, sind wir bereit, große Anstrengungen auf uns zu nehmen in dem Wissen, dass sich dieses wohlige oder einfach gute Gefühl am Ende wahrscheinlich wieder einstellen wird. Was uns also antreibt, ist unsere Erwartungshaltung, die sich wiederum auf Erfahrung und damit auf vorherige Erfolgserlebnisse in vergleichbaren Situationen gründet.

Wichtig im Kontext dieses Buches ist der Umstand, dass unrealistische Anforderungen das mit Dopamin arbeitende Erwartungssystem beim Lernen hoffnungslos überfordern. Wird das Erreichen eines zu bescheiden angesetzten Ziels zur Gewohnheit, reagieren die Dopamin ausschüttenden Neurone ebenfalls nicht. Eine optimale Leistung entsteht dort, wo die Kompetenz für eine Aufgabe und der Schwierigkeitsgrad einander die Waage halten. Wer davon abweicht und sich oder andere unterfordert, sät Langeweile, wer sich und andere ständig überfordert, erntet den Verlust von Neugierde und Motivation. Wer dagegen realistische und herausfordernde Ansprüche stellt, steigert die Aufmerksamkeit, das Lernvermögen und die Konzentration, vor allem wenn Belohnungen immer wieder auch überraschend eingesetzt werden.

Wie bereits erwähnt, können wir »das« Gedächtnis nicht pauschal trainieren wie einen Muskel. Eben weil das Gedächtnis aus verschiedenen Abteilungen besteht, die von ganz verschiedenen Arealen im Gehirn vermittelt werden. Allerdings gibt es über die verschiedenen

Gedächtnisvarianten hinweg etwas, was die Lern- und Speicherfähigkeit ganz generell enorm steigert: Lernen geht am leichtesten über Motivation – erst dann stellen sich die richtige Konzentration und Wachheit ein. Wenn einem also das Lernen schwerfällt, sollte man nicht nur Bücher von Psychologen, Neurowissenschaftlern und Gedächtnisweltmeistern konsultieren, sondern sich auch selbst fragen, wie es um die eigene Motivation steht. Welches Ziel verfolge ich, und was erweckt mich zum Leben? Wo liegt die intrinsische Motivation in mir – oder in den Menschen, die ich motivieren möchte, ein bestimmtes Ziel zu erreichen? Dies ist die erste Frage, die wir uns und anderen stellen sollten.

Man kann seine Motivation also auch selbst positiv beeinflussen! Dabei ist bedenkenswert, was eine Schweizer Kollegin aus den Erziehungswissenschaften ihren Studenten einmal empfohlen hat, die Motivationsschwierigkeiten beim Erarbeiten eines Lernstoffes hatten: »*Halten Sie doch einfach einmal eine flammende Lobrede auf eine Theorie, die Sie gerade lernen müssen.*« (Helga Knigge-Illner). Nachdem dieser Rat Erfolg hatte, hat Knigge-Illner dieses Phänomen des Perspektivenwechsels in Form der Frage »Warum könnte etwas für mich wichtig sein, das andere Menschen mir als Aufgabe gegeben haben?« systematisch untersucht. Hierbei zeigte sich, dass jemand, der von außen auf sich schaut und sich beim Lernen beobachtet, der Gründe nennt und formuliert, warum ein Lernstoff oder eine Weiterbildung für ihn wichtig ist, eine höhere Motivation mitbringt und auch besser lernen und das Gelernte erinnern kann. Versuchen Sie es doch einfach mal!

Allerdings kann man den Spieß auch umdrehen und fragen, was man eigentlich tun sollte, um andere zu motivieren. Der Spruch von Helmut Schmidt, »Wenn ich Visionen habe, gehe ich zum Arzt«, ist bekanntlich berühmt geworden. Manche Chefs und auch manche Kollegen halten es ähnlich, wenn es um Lob geht. Sie meiden es wie der Hygienespezialist die Eiterwunde. Tatsächlich ist Loben als Motivationsspritze ein schwieriges Thema, und es wirkt nicht immer bei allen und häufig auch anders, als man denkt oder beabsichtigt. So verpufft ständiges, unkritisches Lob für triviale Dinge völlig – ja es kann sogar kontraproduktiv wirken, da es das Loben selbst in Situationen entwertet, wo es ernst gemeint ist und eine famose Leistung honoriert.

Auf der anderen Seite haben Menschen soziale Gehirne, und nichts verstärkt menschliches Handeln und unsere Einsatzbereitschaft mehr als soziale Belohnungen in Form von öffentlich ausgesprochener Anerkennung. Vor allem reagieren wir sehr empfindlich auf authentisches, ernst gemeintes Lob von gleichrangingen Menschen (peers genannt) wie Arbeitskollegen oder Mitschülern. Bei Vorgesetzten oder Lehrern gilt, dass sogar die individuelle Aufmerksamkeit schon die Motivation steigern kann; manchmal reicht hier ein Blickkontakt aus, um sich leistungssteigernd auszuwirken.

Kurzum, Lob im Kontext der Motivationssteigerung muss wohldosiert und ehrlich sein, dann aber kann es enorme Wirkungen entfalten.

Allerdings lässt sich Lob nicht einfach wie eine Schablone einsetzen, die immer zuverlässig funktioniert, wie eine neue Studie der Universität Konstanz zeigt. Dabei konnte beobachtet werden, das Lob manchmal gar nicht die Menschen anspornt, die man gelobt hat, sondern vielmehr diejenigen, die die Anerkennung nicht bekommen haben. Diesmal waren die Probanden Studenten, die an Seminaren teilgenommen hatten. Um diese Seminare erfolgreich zu absolvieren, mussten die Studierenden zwei Klausuren schreiben. Nach der ersten Klausur lobten die Professoren in einer Lerngruppe vor allen Studierenden die Leistung jener 30 Prozent der Teilnehmer, die die besten Ergebnisse erzielt hatten. In der Vergleichsgruppe eines anderen Seminares wurde das öffentliche Lob streng vermieden. Dann wurde die zweite Klausur geschrieben, und die Frage war, ob die vorher öffentlich Gelobten besser abschneiden würden. Das Ergebnis dieser speziellen Lernsituation war jedoch verblüffend: Die gelobten Studenten waren so gut wie zuvor und hatten sich nicht verbessert. Sie waren ja auch schon bei der 1. Klausur hoch motiviert, und das Lob hat »nur« bewirkt, dass ihre Leistungsbereitschaft hoch blieb (immerhin!). Wer jedoch noch stärker profitierte, war das mittlere Leistungsdrittel der Studierenden. Sie steigerten ihre Noten im Vergleich zur Kontrollgruppe, in der gar nicht öffentlich gelobt wurde, signifikant. Wenn man also jemandem zeigt, wo er sich mit entsprechender Leistung soziale Anerkennung verdienen kann, dann wirkt das Lob auch leistungssteigernd. Deswegen empfiehlt es sich, Lob immer wieder öffentlich zu äußern, denn dadurch motiviert man auch diejenigen, die im mittleren Leistungssegment liegen.

Die Motivation steigt also, wenn man weiß, wo das Ziel liegt, ob man sich auch zutraut, dieses zu erreichen, und ab wann das Lob geäußert wird. Unbeeindruckt vom Lob war übrigens das unterste Leistungsdrittel – wie sich zeigte, trauten sich diese Studierenden gar nicht zu, ihre Leistung steigern zu können. »Die da oben« im Leistungs- und Lobesolymp scheinen dieser Gruppe unerreichbar. Nur wer sich zutraut, in der Zukunft eine bestimmte Leistung zu erbringen, ist auch motiviert, die Leistung zu steigern.

Sollte man das Loben also doch lieber unterlassen, da die Wirkungen zu komplex und so wenig vorhersehbar sind? Wer diese Schlussfolgerung zieht, greift zu kurz. Lob kann bewirken, eine hohe Leistungsbereitschaft, eine hohe Motivation zu erhalten – auch Leistungsträger mit einer hohen inneren Motivation wollen gelobt werden –, denn unser Gehirn hat einen feinen Detektor für Fairness, und sobald dieser im negativen, benachteiligten Bereich ausschlägt, wirkt das demotivierend. Wer Menschen motivieren will, sollte auch bedenken, dass man manchmal vor dem Loben – und auch danach – denjenigen, die sich eine Leistung nicht zutrauen, den Rücken stärkt, ihnen signalisiert, dass man zwar Leistung erwartet, aber auch hilft und bei Fehlern und Versagen jedwede Form der Bloßstellung vermeidet. Vor der Empfänglichkeit dem Lob gegenüber steht also Vertrauen, dass wir anderen (und uns selbst gegenüber) zusprechen sollten.

Zusammenfassend können wir festhalten: Wer gelobt werden möchte, sollte umgekehrt manchmal selbst loben– auch Chefs lassen sich erziehen, wenn man in einem geschickten Moment anmerkt, dass einem durchaus aufgefallen ist, wie Mitarbeiter xy für seine Taten, seinen Fortschritt, seinen Einsatz gelobt wurde. Und wer auf Lob von anderen wartet, um dadurch motiviert zu werden, kann sich mithilfe eines Perspektivenwechsels fragen, warum andere eine bestimmte Leistung von uns erwarten. Denn dieser Wechsel der Blickrichtung, dieses Hineinversetzen in den Kopf des anderen, kann einem vieles klarer machen und an sich schon motivierend wirken. Vor allem gilt: Motivation ist nicht immer nur das Problem der anderen!

Abschließend noch ein guter Ratschlag des berühmten Neuropsychologen William James, wie man Neugierde wecken kann, ohne Angst zu schüren: »*Das Alte in dem Neuen ist es, was unsere Aufmerksamkeit erweckt. Das Alte mit einer Prise Neuem darin.*«

Schlaf als zeiteffektiver Lernturbo

Momente völliger Bewusstlosigkeit können bei der Gedächtnisbildung ebenfalls hilfreich sein: Ein kleines Nickerchen in der Mittagspause erhöht die anschließende Konzentrations- und Assoziationsfähigkeit des Gehirns um bis zu 20 Prozent. Ein guter und auch ausreichender nächtlicher Schlaf verbessert zudem die Leistungsfähigkeit des Langzeitgedächtnisses, da in der Nacht das tagsüber Gelernte langfristig abgespeichert (konsolidiert) wird. Das Gehirn arbeitet also hart am tagsüber Gelernten, während wir ganz entspannt schlafen, und bereitet uns auf neue Herausforderungen vor. Wer ein gutes Gedächtnis haben will, muss sich also auch immer wieder lange genug vertrauensvoll in Morpheus' Arme begeben, denn im Schlaf bekommen wir mehr an Gedächtnis geschenkt, als uns bewusst wird. In dieser Zeit wird nicht nur das am Tage Erlebte und Gelernte konsolidiert, also im Langzeitspeicher des Gehirns abgelegt, sondern es wird auch vorherbestimmt, wie gut das Konzentrationsvermögen am kommenden Tag ist, um wiederum Neues lernen zu können.

Alarmierend sind in diesem Zusammenhang Umfrageergebnisse aus dem Jahre 2016 des Robert Koch-Instituts; darin berichtet ein Drittel der Befragten von klinisch relevanten Schlafstörungen – so viel wie nie zuvor in einer deutschen Umfrage. Es ist schon eigentümlich, dass wir einerseits in Deutschland eine lange Tradition der weltbesten Schlafforscher pflegen – aktuell zählen Jan Born und sein Team an der Universität Tübingen dazu –, aber andererseits unter massiven Schlafstörungen leiden und uns auch hier in der Spitzengruppe befinden, das heißt, dass wir im internationalen Vergleich besonders schlecht schlafen. Dabei ist Schlafen die entspannteste Form des nachhaltigen Lernens.

Zu wenig oder zu häufig unterbrochener Schlaf führt zu Aufmerksamkeits- und Gedächtnisproblemen. Bei Konzentrationsaufgaben wird am folgenden Tag die Aktivität in Hirnregionen, welche die Aufmerksamkeit steuern, und im Thalamus, der sensorische Eingänge regelt, gedrosselt. Dies erschwert es vermutlich, Störsignale zu ignorieren. Auch die Aktivität im Hippocampus ist vermindert, was die Verankerung neuer Gedächtnisinhalte behindert.

Schlafprobleme bewirken außerdem eine schlechtere neuronale Abstimmung und schwächen die Zusammenarbeit zwischen verschiedenen neuronalen Netzwerken. Dies folgerten Forscher, nachdem sie ihre übernächtigten Probanden mit der Bitte in den Magnetresonanztomografen (MRT) geschoben hatten, die Gedanken schweifen zu lassen. Unter diesen Bedingungen des Ruhezustands im Gehirn (Default Mode genannt) lässt sich erkennen, wie gut zwei Hirnregionen generell zusammenarbeiten – je synchroner ihre Aktivität, desto enger die Kooperation. Schlafen wir nicht genug (meist sind hier sieben oder mehr Stunden notwendig), verringert dies die Vernetztheit zwischen den Regionen des Aufmerksamkeitssystems und den sensorischen und motorischen Netzwerken. Die Folge ist, dass wir langsamer werden in der Auswertung der Signale unserer Wahrnehmung und im Handeln. Das Gehirn im Ruhezustand wird vor allem beim Tagträumen aktiv; gehen wir dagegen eine Aufgabe zielgerichtet an, ist es abgeschaltet. Bei Schlafmangel funktioniert genau diese Entkoppelung nicht mehr richtig. Statt bei der Sache zu bleiben, schaltet das Gehirn unfreiwillig immer wieder in den Ruhezustand.

Darüber hinaus zeigen wir bei Schlafmangel ein riskanteres Verhalten, und unser Essverhalten verändert sich ungünstig – wir essen zu viel und unkontrolliert, wenn wir übermüdet sind (ausreichend Schlaf hilft also bei einer Diät mehr als jede andere Methode!). Vermutlich bringt hier der Botenstoff Adenosin die Erregungsleitung im Belohnungssystem aus dem Gleichgewicht. Adenosin bindet in den Basalganglien an die dort reichlich vorhandenen Andockstellen, was leider das Dopaminsystem herunterreguliert. Als Folge werden Belohnungsreize nun anders bewertet: Wir suchen ein größeres Risiko, um eine Herausforderung als belohnend zu empfinden. Dies hat auch eine emotionale Instabilität zur Folge, denn schlafen wir zu wenig, werden negative Reize bevorzugt verarbeitet und führen zu einer Überreaktion der Amygdala. Gleichzeitig wird dieser Gehirnkern nicht mehr so gut vom Stirnlappen kontrolliert, was zur Folge hat, dass man leichter die Beherrschung verliert und emotional eben instabiler wird (wie Teenager in der Pubertät, wo dies ebenfalls der Fall ist).

Was also tun, um optimal zu schlafen? Erstmal ist für jeden die benötige Schlafdauer unterschiedlich, aber im statistischen Mittel sollten wir versuchen, 7 bis 8 Stunden zu schlafen. Noch wichtiger aber ist die Schlafqualität, also der Rhythmus des Gehirns, wenn wir schlafen. Hier stören Alkohol in größere Mengen und Schlaftabletten den erholsamen Tiefschlaf.

Gute Gründe also, eine gute Schlafhygiene zu pflegen und Schlafstörungen nicht auf die leichte Schulter zu nehmen. Wenig zu schlafen ist keine Tugend! Um den Schlaf zu fördern, können Sie Folgendes tun:

- Routinen und regelmäßige Zubettgehzeiten helfen beim Einschlafen; der Körper stellt sich schon Stunden, bevor man zu Bett geht, auf das Schlafen ein. Wer Mittagsschlaf oder kurze Nickerchen mag, sollte diese nicht mehr nach 15 Uhr einplanen, um das Einschlafen nachts zu fördern.

- Wir haben die Dunkelheit aus unserem kulturellen Leben vertrieben – das hält den Melatoninspiegel künstlich niedrig, den wir aber zum Einschlafen benötigen. Hier hilft es schon, eine Stunde vorm Schlafengehen das Licht in der eigenen Umgebung zu dimmen und LED-Bildschirme, inklusive Tablet und Smartphone, zu meiden, da diese einen hohen Blauanteil im Bildschirm haben. Dieser Blauanteil aktiviert Fotorezeptoren in der Retina, die wiederum die Melatonin-Ausschüttung unterdrücken und das Einschlafen künstlich nach hinten verschieben.

- Halten Sie das Schlafzimmer nicht nur dunkel, sondern auch kühl. Optimal sind laut Ergebnissen der Schlafforschung 18,5 °C, für weniger genaue Menschen: zwischen 17 und 20 °C, nicht wärmer.

- Meiden Sie größere Mengen Alkohol in Lernphasen (es mag müde machen, stört aber den Schlafrhythmus massiv) und Koffein sechs Stunden vor der geplanten Einschlafzeit. Koffein hält uns auch noch Stunden nach dem Genuss von Kaffee oder schwarzem, wahlweise grünem Tee vom Schlafen ab.

- Bleiben Sie nicht im Bett wach! Wer sich zum Schlafen hinlegt und nach 20 Minuten nicht einschläft, sollte wieder aufstehen, etwas lesen, sich ablenken (ohne Bildschirm, keine Chat-Nachrichten oder E-Mails checken, nichts essen) und dann wieder hinlegen. Hier geht es um die Lernfähigkeit des Gehirns: Wir müssen versuchen, das Bett vor allem mit Schlaf zu assoziieren, und nicht mit Grübeln oder damit, nicht einschlafen zu können. Wer so gar nicht aufstehen möchte, um das warme Bett zu verlassen: Es hat sich gezeigt, dass gezielte Meditationsübungen ebenfalls eine schlaffördernde Wirkung haben – aber das muss geübt werden.

- Tagsüber Sport zu treiben fördert den Schlaf; allerdings nicht zu spät am Tag, das heißt 2 bis 3 Stunden vor dem Zubettgehen sollten Sie keinen Sport mehr ausüben, da das dabei ausgeschüttete Adrenalin eine wachmachende Wirkung hat.
- Abends zwei Stunden vor dem Schlafengehen nichts mehr essen, damit die in der Nahrung enthaltende Energie nicht für einen spätabendlichen Wachmachschub sorgt.
- Ein heißes Bad nehmen, direkt bevor man schlafen geht, wirkt entspannend und senkt den Stresshormonpegel, Dadurch, dass die Blutgefäße weit gestellt werden, sinkt der Blutdruck – eine zusätzliche Einschlafhilfe. Und es gilt: Nach dem Bad ruhen, keine E-Mails o. Ä. checken.
- Wenn irgend möglich, sollten Sie morgens oder zumindest tagsüber versuchen, ein wenig Tageslicht abzubekommen. Selbst ein bedeckter Himmel hilft, unsere 24-Stunden-Tagesrhythmik immer wieder neu einzustellen, sodass der Körper abends auch eine Chance hat, sich schon weit vor dem Zubettgehen auf den Schlaf vorzubereiten. Gleiches gilt für das Aufwachen: Will man nicht zu früh durch Stresshormone (die auch als natürliche Wachmacher dienen) aufgeweckt werden, muss man tagsüber seine Tagesrhythmik mithilfe der Sonne neu justiert haben. So absurd es klingt, man schläft nachts besser, wenn man dank Sonne tagsüber einmal richtig wach wird.
- Meiden Sie Schlaftabletten weitgehend, denn sie stören nur die Schlafrhythmik. Befolgen Sie erst die obigen Regeln und greifen Sie nur in Notfällen zu Pharmaka.

Nun aber ran an den Speck!

Nichts machen wir lieber, als den Beginn einer Lerneinheit aufzuschieben, wie es folgender Ausspruch vermuten lässt: »Wenn man beim Lernen so in Instagram vertieft ist, dass man bei Netflix fünf

Minuten zurückspulen muss, hat man ein Problem.« Mit solchen Sprüchen teilen Studenten in der Social-Media-App »Jodel« unter dem Hashtag »Prokrastination« ihr Leid. Der Begriff leitet sich vom lateinischen pro = »voraus« und cras = »morgen« ab. Bereits Cicero (106–43 v. Chr.) verwendet das Wort vor mehr als 2000 Jahren, um das Verhalten vieler seiner Zeitgenossen zu beschreiben. Doch wann wird Prokrastination, also das ständige Vertagen von Aufgaben, eigentlich zum Problem, und wie wirkt man dem entgegen?

Prokrastination weist insgesamt auf eine unserer typischsten Verhaltensweisen hin: Wir erachten etwas »eigentlich« als wichtig und dringlich, ja sogar als notwendig und schieben es dann doch zugunsten anderer Aktivitäten auf, die meist schneller eine Belohnung versprechen. Natürlich gibt es tausend gute Gründe, jetzt nicht weiterzulesen und sich mit den hoffentlich nützlichen, aber sicher auch anstrengenden und nicht einfach zu verstehenden Hinweisen zu unserer Gehirnnutzung zu beschäftigen. Und natürlich kann nicht jeder Aufschub mit dem Begriff Prokrastination erschlagen werden, da ja ein Teil der Organisation unseres Alltages darin besteht, Prioritäten zu setzen. Prokrastination wird es allerdings dann, wenn dieses Verschieben nutzlos ist und mit dem Wissen erfolgt, dass es sich möglicherweise negativ auf die eigenen Ziele auswirkt.

Und hier auch gleich ein Tipp, wie Sie diese Form der »Aufschieberitis« beenden können: Um zum Beispiel vor einer Prüfung oder einem wichtigen Termin auf der Arbeit gar nicht erst in Zeitnot durch Aufschieben zu geraten, sollten Sie einfach mal die Deadline im Kalender und im Kopf vorverlegen und sich selbst austricksen, wie der Zeitmanagement-Experte Martin Krengel empfiehlt. Dieser frühe Termin ist quasi die Generalprobe, zu der man versucht, alles fertig zu haben. Aber auch unsere Veranlagung für soziale Gehirne hilft: In Gruppen lernen diszipliniert und macht meist auch mehr Spaß. Zudem kann man so den Lernfortschritt genauer beobachten – manchmal wird einem erst beim Formulieren eines Sachverhaltes für andere klar, dass man es nicht verstanden hat. Sanfter sozialer Druck hilft gegen die Aufschiebe-Krankheit!

Meist greifen wir zu digitalen Geräten, um dem Lernen, Üben und Erledigen von komplexen Aufgaben zu entgehen. Gegen digitale Ablenkung hilft übrigens, während des Lernens alle Geräte komplett auszuschalten (und aus dem Blickfeld zu entfernen) und sie eher als Belohnung oder Entspannung nach dem Lernen zu verwenden!

Wer jedoch einer Aufgabe aus dem Weg gehen möchte, findet immer einen Weg, egal ob digital oder analog. Hier hilft nur der Appell an den eigenen Willen und die eigenen Ziele: Was ist mir wichtig? Wo und wie bin ich bereit, dafür Gewohnheiten zu ändern? Es braucht eine für einen selbst unmissverständliche Entscheidung dafür, Neues zu lernen und neue Gewohnheiten anzunehmen, und – nicht zu vergessen – einen ausgefeilten Plan und Zeit, um neue Routinen und Denkweisen zu erwerben. Wer also Neues lernen will (oder muss), muss sich feste Rahmenbedingungen setzen.

Spielen wir es weiter mit diesem Buch durch: Legen Sie eine klare Zeitspanne fest, bis wann das nächste Kapitel gelesen wird, und am besten auch einen konkreten Ort. Dabei allerdings nicht den typischen, aber frustrierenden Fehler begehen, sich gleich zu viel vorzunehmen, 30 bis 60 Minuten konzentriert lesen ist für den Anfang schon gut! Wenn Ihnen etwas in den Sinn kommt und Ihre Aufmerksamkeit immer wieder abschweift, anstatt sich auf die zu erledigende Aufgabe zu fokussieren, dann machen Sie sich eine Notiz, was noch ansteht. Kommt dies immer häufiger vor, unterbrechen Sie die Arbeit, um die einfliegenden Gedanken zu Ende zu denken, und kehren Sie dann zur Aufgabe zurück.

Hier noch ein Trick, wie man sich selbst überlisten kann: Versuchen Sie immer, mindestens 50 Prozent von dem zu erreichen, was Sie sich beim Lernen vorgenommen haben – meist schaffen Sie mehr und haben dadurch gleich ein Erfolgserlebnis!

Aber es hilft nichts, man kommt nur voran, wenn man den ersten Schritt macht – man muss anfangen, und das fällt einem umso leichter, je weniger abstrakt das Lernziel ist. Und es hilft, klein anzufangen – warum nicht mal erst zehn Minuten lesen und das Gelesene in einer Mindmap zusammenfassen. Schon hat man die ersten kleinen Erfolgserlebnisse, auf denen das Gehirn liebend gerne aufbaut.

Hilfreich ist auch, was einer der größten Erfinder von Kreuzworträtseln rät. Es handelt sich hierbei um Will Shortz, der seit Jahrzehnten die Kreuzworträtsel der *New York Times* entwickelt und wohl der berühmteste Vertreter seines Fachs ist. Shortz rät Menschen, am Beginn eines Kreuzworträtsels folgendermaßen vorzugehen – und Sie können dies auf viele andere Aufgaben verallgemeinern:

1. Beginnen Sie mit Suchwörtern, bei denen Sie sich ganz sicher sind, und bauen Sie davon ausgehend weiter auf.
2. Keine Angst davor, einfach mal ins Blaue hinein zu raten – also keine Angst vor Fehlern. Trauen Sie auch mal Ihrer inneren Intuition– manchmal weiß das Gehirn unbewusst mehr über uns, als wir ahnen.
3. Scheuen Sie sich nicht, ein Suchwort, das nicht passt, auszuradieren. Wenn man etwas beginnt, was einem so gar nicht liegt, warum dann nicht was Neues anfangen?

Also ran an den Lernspeck!

Lernen: schneller, weiter, tiefer, länger

Wie eingangs erwähnt, ist unser Gedächtnis nicht trainierbar wie ein Muskel – ein Muskel ist eben ein Gewebe aus Muskelzellen und ein Gehirn ein Netzwerk aus Neuronen und Gliazellen. Dennoch lassen sich neuronale Netzwerke in einem gewissen Maß trainieren, allerdings ist dies schwieriger als erwartet. Das hat zum einen damit zu tun, dass es »das« Gedächtnis in unseren Köpfen nicht gibt, sondern es gibt Subsysteme, die von verschiedenen Netzwerken bestimmter Gehirnareale unterstützt werden. Dies erklärt auch, warum beliebte Übungen ganz gezielt nur einzelne Areale des Gehirns trainieren; dies gilt für Kreuzworträtsel, Sudokus und für die meisten Lern-Apps auf Handy und Tablet, die »Gehirnjogging« im Untertitel führen. Auch diese haben einen Trainingseffekt, allerdings werden wir hier nur darin besser, spezifische Aufgaben zu lösen. Weder wird dadurch unser Zahlengedächtnis noch unser Faktengedächtnis verbessert, und vor allem wirkt sich dieses hochspezialisierte Training nicht auf andere Denktätigkeiten aus. Auch sind das keine Übungen, die das Gehirn verjüngen oder gar das Gedächtnis als Ganzes stärken.

Gleiches gilt auch für ein ganz spezielles Gedächtnistraining, denn wer Zahlenreihen oder Wortlisten auswendig lernt, wird diese Zahlen und Wörter danach besser erinnern, nicht mehr und nicht weniger (wer die Zahl Pi auf 1000 Stellen auswendig lernt, kann dann genau das und nicht mehr!). Wer dagegen trainiert, *wie* man sich Zahlen und Vokabeln, Fachbegriffe und vollständige Abläufe besser merken kann, der trainiert ganze Gedächtnissysteme – und genau auf diese Trainingslehre des Gedächtnisses im Besonderen und des Gehirns als übergeordnete Instanz im weiteren Sinne wollen wir in den folgenden Kapiteln eingehen.

Assoziation ist Trumpf!

Wie kann man, während man etwas lernen muss oder eine knifflige Aufgabe lösen soll, die Mechanismen und Hebel des Denkens und Lernens optimal nutzen, um so seine Gehirnleistung zu steigern? Das A und O ist hierbei, die assoziative Kraft von neuronalen Netzwerken in unseren Gedächtnissystemen zu nutzen. Dies ist ebenso elementar wie alt, und auch wenn es äußerst komplex ist, generelle Regeln zu formulieren, die unsere Gedächtnis- und Lernfähigkeit verbessern könnten, so gibt es Methoden in der langen Lerngeschichte der Menschheit, die immer wieder erfolgreich angewendet wurden. Noch heute zählen dazu Lern- und Erinnerungstechniken, die unser überragendes Gedächtnis für Orte und Bilder verwenden. Hierbei wird unser Raumgedächtnis eingesetzt, um Bezugspunkte im Raum (Landmarken) festzulegen – das können Straßen in einer Stadt, die man im Geiste entlanggeht, das eigene Haus mit seinen Zimmern und Möbeln oder sogar der eigene Körper sein. Es werden also Einkaufslisten, Lehrsätze, Abfolgen in einer frei gehaltenen Rede, Argumente für ein wichtiges Gespräch etc. jeweils mit einem definierten Ort in Verbindung gebracht und miteinander assoziiert. Je bildlicher dies erfolgt, umso besser.

Für Zahlen allerdings gilt, dass man jede Zahl von 1 bis 10 besser mit einem Bild versieht, also zum Beispiel die 0 mit einem Spiegelei, die 1 mit einem Speer (Zahnbürste), die 2 mit einem Schwan, die 3 mit einem Dreizack, die 4 mit einem Stuhl, die 5 mit einer Hand (mit ihren 5 Fingern), 6 wäre ein Würfel, 7 die sieben Zwerge, 8 ein Schneemann (oder eine Brezel), 9 ein Luftballon (mit Band dran). Um sich jetzt Zahlenfolgen zu merken, verwebt man die Wörter mit einer Geschichte, und schon kann man sich seinen 6- bis 8-stelligen Pincode problemlos merken, wenn man nur die dazu passende Geschichte abruft. Nehmen wir an, es seien nur 6 Zahlen: eine 2 schwimmt wie ein Schwan im Pool des Vorgartens, eine 8 liegt gleich am Anfang im Flur wie eine Brezel, eine 9 macht sich als Luftballon an einem Sessel ganz gut, und daneben steht die 4 als Stuhl, die 3 hängt wie ein Dreizack in der Küche und die 1 liegt als Zahnbürste im Bad. 289431 – verknüpft über Orte, die man abgeht im Haus, und über Bilder, wie und wo die Zahlen als welcher Gegenstand hängen. Sie können natürlich gänzlich andere Bilder und Erinnerungsstützen bei Ihrer PIN-Gedächtnisreise verwenden (und bitte nehmen Sie andere Zahlen!). Wenn wir nun im Geiste durch unser Haus gehen, sobald wir den Pin benötigen, nutzen wir eine tatsächliche Stärke unseres Gedächtnisses: sowohl unser Bild- als auch unser räumliches Gedächtnis sind überragend (nur so konnten unsere evolutiven Vorfahren weite Strecken zurücklegen und Orte in einer komplexen Umgebung wiederfinden).

Diese Loci-Methodik (lat. locus = Ort) der Gedächtnisschulung macht sich also zwei überragende Eigenschaften unseres Gedächtnisses zunutze: zum einen den evolutiven Ursprung unseres räumlichen Gedächtnisses im *Hippocampus*, zum anderen die assoziative Kraft, mit der Synapsen Informationen abspeichern und auslesen. Rauminformationen werden assoziiert mit Fakten, und dadurch werden Speicherorte im Gehirn angelegt, die auch sicher wiedergefunden werden können. Hinzu kommt der Umstand, dass dieser Raumbezug visualisierbar wird – man kann den Ablauf eines wichtigen Vortrages oder Referates in seiner Wohnung hinterlegen. Hält man dann die Rede, den Vortrag oder das Referat, geht man im Geiste seine Wohnung ab und sammelt die Argumente, die man nennen will, wieder ein. Ähnlich haben es schon römische oder griechische Redner in der Antike gemacht.

So wirkmächtig diese sogenannte Loci-Technik auch ist, so wenden sie doch nur wenige Menschen im Alltag an. Der Grund ist einfach: Man muss zur Beherrschung dieser Lerntechnik ordentlich trainieren. Das kostet Zeit und dauert relativ lange, bis man die ersten Früchte erntet. Man muss sich Wege, Metaphern und Assoziationen zurechtlegen, die Wege mit ihren Assoziationen häufig in Gedanken abgehen, damit sich die neuronalen Wege verfestigen und man tatsächlich beliebige Dinge entlang eines solchen räumlichen Gebildes ablegen kann (und dann auch zuverlässig erinnert, was wo liegt).

Aber die Vorteile sind immens, sodass es sich lohnt, diese Zeit in das Üben von Lerntechniken zu investieren: Was man hierbei im Gehirn verändert, ist nicht die Menge an Fakten, die wir speichern, sondern die Wege, wie wir neue Informationen speichern und sicher wieder abrufen. Unsere Gedächtnissysteme ändern ihre Netzwerkstruktur. So konnte man bei Gedächtnis-Großmeistern feststellen, dass schon beim ersten Lernen vermehrt Strukturen des Langzeitgedächtnisses mit in den Lernprozess eingebunden werden. Wer also die richtige assoziative Lerntechnik anwendet, verbessert auch die Haltbarkeit des Gelernten. Aber noch wichtiger ist, dass der Abruf verbessert wird. Jeder weiß von sich, dass es leichter ist, etwas zu erinnern, wenn man einen Hinweisreiz bekommt. Es ist viel einfacher, aus einer vorgegebenen Liste die richtige Antwort zu erkennen, als diese ohne Abrufreiz zu benennen. Auch was das Erinnern von Namen angeht, reicht es oft schon aus, den Vornamen zu nennen, um den kompletten Namen zu vervollständigen; manchmal genügt es schon, einen Freund des Gesuchten zu erwähnen, um den Namen dann sofort sagen zu können. Unsere Erinnerungen bestehen aus Verknüpfungen von neuronalen Verbindungen, und ein bestimmtes Netzwerk, eine Gedächtnisspur, muss re-aktiviert werden, damit wir etwas erinnern. Dafür müssen ganze Netzwerke von Neuronen Muster erkennen, die zumindest einem Teil des ursprünglichen Speichervorgangs entsprechen. Und genau dies gelingt besser, wenn wir mit den zu erinnernden Fakten, Namen, Abläufen, Formeln oder Ereignissen etwas assoziieren. Besonders gut können unsere Gedächtnissysteme das bei Orten, das heißt bei räumlichen Bezügen, und bei visuellen Objekten, und beides kann man beim Lernen selbst und beim Erinnern einsetzen, um sein Gedächtnis deutlich zu verbessern. Man muss nur trainieren und üben, das ist der Preis für ein generell verbessertes Gedächtnis.

Wer diesen Trainingsaufwand scheut, der muss weiter zu Zettel und Stift greifen, was bei Einkaufslisten eine echte Alternative ist. Für PIN-Nummern, Geheimzahlen und Passwörter stellt dies allerdings keine sichere Variante dar. Auch ein gut vorbereiteter Vortrag gelingt besser, wenn man die Abfolge im Kopf hat und für die Diskussion die wichtigen Argumente in strukturierter Reihenfolge nennen kann.

Genau mit dieser Technik – und nachweislich nicht aufgrund eines genetisch vorgegebenen herausragenden Gedächtnisses – schaffen es Gedächtnis-Weltmeister innerhalb von 20 Sekunden, ein komplettes Skatspiel in der korrekten Kartenfolge einzuspeichern oder in wenigen Minuten 200 Namen zu memorieren. Und das alles nur durch Training! Ein deutsch-holländisches Forscherteam konnte zeigen, dass in gerade mal sechs Wochen Laien, die in die Loci-Methode eingeführt wurden, von anfänglich 20 Wörtern (von 72) am Ende des Trainings 62 neue Wörter memorieren konnten! Und der verbesserte Lerneffekt war auch noch Monate nach dem Training messbar – nicht, weil der Hippocampus oder sonst eine Hirnstruktur gewachsen war, sondern weil die Koordination zwischen den Gedächtnisarealen und die Kommunikation enorm verbessert und das Netzwerk zwischen Gehirnrealen ausgebaut wurden.

Aber nicht nur mit der Loci-Technik kann man dem Gedächtnis auf die Sprünge helfen, hier noch weitere Anregungen:

- Wenn Ihnen etwas nicht einfallen will, gehen Sie die Eigen- oder Fachnamen alphabetisch durch. Oft weiß das Gehirn, wenn der richtige Name im Alphabet dran ist, wonach Sie gesucht haben.
- Wenn Sie etwas auf Englisch gelesen haben, sprechen Sie im Kopf Englisch oder reisen Sie im Kopf an den Ort, an dem Sie das Gesuchte gehört oder gelesen oder erlebt haben.

- Wer in der Küche angekommen ist und nicht mehr weiß, was er holen wollte, geht einfach schnell ins Wohnzimmer zurück und hat eine gute Chance, sich zu erinnern (manchmal können Sie sich den Weg sogar sparen und stellen sich einfach vor, im Wohnzimmer zu sein ...).
- Wenn Ihnen etwas auf der Zunge liegt, die Nervenzellen im Gehirn aber irgendwie nicht die richtige Feuerfolge zünden können, hilft es, die Gedanken schweifen zu lassen zu all den Dingen, die in einem Bezug zu dem erinnerten Namen, Gegenstand, der Episode, den Fakten oder Argumenten stehen.

All das sind Hinweisreize, die den Kontext der Erinnerung wiederherstellen und damit assoziativ helfen, dass wir uns erinnern. Allerdings muss all das geübt werden – fängt man aber einmal damit an, kann man so enorme Wissensmengen speichern und vor allem auch wieder abrufen. Gleiches gilt für Methoden, bei der Sie sich ganze Geschichten ausdenken, um sich wichtige Fakten, Namen oder den Ablauf eines Vortrages zu merken, was Sie jeweils in die Geschichte einbauen. Oft helfen hier sogar ungewöhnliche oder gar unmögliche Begebenheiten, die einen erhöhten Erinnerungswert haben. Auch das muss man üben, aber sich Fakten anhand von leichter assoziierbaren Geschichten zu merken ist allemal die Mühe wert.

Um unsere Gedächtnisleistung systematisch zu steigern, ist die assoziative Loci-Technik (auch Routenmethode genannt) der Königsweg. Sie zeigt, in welch herausragender Weise unser Gedächtnis trainierbar ist, da wir Strukturen schaffen, die den Abruf erleichtern. Am einfachsten ist es, einen gut bekannten Weg zur Arbeit, zur Schule oder zum Bäcker zu nehmen und an markanten Punkten die zu merkenden Wörter, Zahlen oder Fakten abzulegen. Noch sicherer ist es, die eigene Wohnung oder das eigene Haus heranzuziehen. Aber auch hier muss man systematisch vorgehen, das bedeutet, Sie merken sich zuerst zehn markante Punkte im Haus (Eingangstür, Flur, Wohnzimmertisch, Couch, Sessel, Teppich, Fernseher etc.). Haben Sie sich diese zehn Punkte gemerkt, rufen Sie diese (ohne sie aufzuschreiben!) wieder auf. Sobald diese zehn Punkte manifestiert sind, nehmen Sie die nächsten zehn Landmarken in Ihrer Wohnung, wiederholen diese, und wenn das sitzt, schreiben Sie alle 20 Orte im Haus auf, an denen Sie Gegenstände ablegen möchten. Wiederholen Sie das noch dreimal, und erst dann legen Sie an diese Punkte Ihre erste Einkaufs- oder Namensliste, die Sie sich merken wollen. Wer Zweifel hat: Gedächtnisweltmeister lernen auf diese Weise, sich in fünf Minuten 100 Namen zu merken – das bedeutet, dass man nach den ersten Übungsrunden die markanten Plätze in der Wohnung erhöhen muss; für den Alltag sollten aber 20 bis 30 Plätze ausreichen.

Hier nutzt man das räumliche Gedächtnis assoziativ und gibt dem Lernstoff so eine wiedererkennbare Struktur. Ähnliche Vorteile hat es auch, wenn wir vor dem Studieren eines Lehrbuches oder einer Anleitung für neue Abläufe erst einmal das Inhaltsverzeichnis lesen, die Abbildungen ansehen und uns das Buchkonzept klarmachen. Die so geschaffenen groben Wissensstrukturen erleichtern bereits das Lernen und später den Abruf der Informationen. Das Blättern im Lehrbuch vor dem Lernen ist also keine Lernverweigerung, sondern eine kluge Strategie, um das zu erwerbende Wissen schon im Vorfeld zu strukturieren. Aber auch das kostet Zeit, genau wie das Erlernen der Loci-Technik. Wir müssen jetzt nur bereit sein, diese Zeit auch zu investieren, und uns genau überlegen, wo wir dies gewinnbringend einsetzen können, denn nichts ist frustrierender, als eine Technik mühsam zu erlernen, ohne sich vorher überlegt zu haben, wo sie schnell und gewinnbringend in die Praxis umgesetzt werden kann.

Assoziationen sind also beim Lernen und auch beim Erinnern Trumpf, entsprechend gelten folgende Spiegelregeln des Lernens:

- Bilden Sie schon beim Abspeichern der neuen Informationen Assoziationen zu Ihnen bekannten Fakten und Wissenselementen.
- Besonders hilfreich ist eine bildliche Darstellung des Lernstoffs, ob als Grafik oder als Mindanao ist egal, aber die Aktivierung

unseres überragenden visuellen Gedächtnisses hilft später beim
Abruf.

• Schaffen Sie eine Struktur, mit der Sie das Gelernte schnell einordnen können, entweder ein Inhaltsverzeichnis oder einige wenige zentrale Begriffe, die wie die Speichen eines Wagenrades
dazu führen, dass Sie viele Fakten und Abläufe damit assoziieren
können.

• Fällt Ihnen etwas nicht ein, versuchen Sie, im Kopf eine assoziative Kettenreaktion zu starten, indem Sie austesten, an was Sie sich
alles erinnern im Kontext des Lernstoffs, inklusive des Ortes, wo
Sie zum ersten Mal mit dem Inhalt, der Sprache oder den Abläufen konfrontiert wurden.

Zum Schluss noch zwei Spezialthemen, die häufig wichtig, aber leider
auch schwierig sind: sich Namen zu merken und eine Fremdsprache
zu lernen.

Sich Namen merken: Das Wichtigste gleich vorweg – wer sich Namen merken will, muss sie richtig verstehen, und zwar am besten
gleich beim ersten Treffen. Wird der Name nicht richtig verstanden,
gleich nachfragen, das ist beim ersten Mal nie peinlich. Dann aufmerksam hinhören – das häufigste Problem beim Erinnern von Namen ist nicht das schlechte Gedächtnis, sondern dass man schon beim
ersten Hören den Namen nicht richtig verstanden hat. Den Namen
selbst wiederholen, vielleicht eine Frage dazu stellen: Ach, Korte hei-
ßen Sie, kommt das nicht aus dem Mittelhochdeutschen von Körte
und hieß mal »der Kurze« usw. Vor allem muss man versuchen, sich
zusammen mit dem Namen ein Bild zu merken (»Ach Herr Schild,
wie das Türschild«), auch hilft es, sich das Gesicht und die Figur der
Person einzuprägen und dann den Namen der Person + das Bild für
den Namen + das Bild der Person vor dem inneren Auge abzurufen.
Abends gehen Sie dann die neuen Namen noch mal durch, und zwar
am besten systematisch, wobei Sie immer die Wirkmächtigkeit von
Assoziationen und Bildern nutzen. Es gibt Namen, die schon Bildern

entsprechen, wie Herr Berg, Frau Krug usw. Manche Namen sind Berufszeichnungen (die zehn häufigsten Namen sind von Berufen abgeleitet: Fassbinder, Richter, Schmied, Müller …) Am schwierigsten sind abstrakte Namen, mit denen man weder Berufe noch Bilder auf Anhieb assoziieren kann. Hier ist die Fantasie gefragt, um Wortbestandteile in Bilder oder Bildgeschichten umzuformen. Herr Sajikumar klingt wie jemand, der auf einen Kuchen niest (hatschi) und dabei an einem Schild vorbeigeht, bei dem Hatschi durch Schatzi ersetzt wird. Wichtig neben den verwendeten Assoziationen und Bildern ist schlicht die Zeit, die man sich mit dem neuen Namen beschäftigt.

Fremdsprachen lernen: Wenn man zum Erwerb einer Fremdsprache Vokabeln lernen muss, hilft in den allermeisten Fällen die Schlüsselwortmethode. Hierbei nimmt man das Wort in der Fremdsprache und schaut, mit welchem deutschen Wort man es von der Schreibweise oder lautmalerisch merken kann bzw. welches Bild man zusammen mit der Vokabel speichern kann: peach – Pfirsich, warum nicht einen Pfirsich an einem Strand (beach) essen oder bei Pfirsich sich gleich mit zu merken, wie schwierig (lautmalerisch nahe an Pfirsich) es sein kann, am sandigen Strand einen Pfirsich zu essen …

Konzentration: Meiden Sie Multitasking!

40 Sekunden – das ist häufig die statistische Zeitspanne, die wir am Computer mit einer gerade begonnen Aufgabe verbringen, bevor wir uns selbst mit etwas anderem am Computer oder drum herum ablenken – oder unterbrochen werden! Das hängt auch damit zusammen, dass viele Mitarbeiter ihre E-Mails 11-mal pro Stunde kontrollieren – das sind 88 Unterbrechungen an einem achtstündigen Arbeitstag. 70 Prozent aller E-Mails werden dabei innerhalb von sechs Sekunden nach Eintreffen geöffnet – was auch damit zusammenhängt, dass 84 Prozent aller Angestellten ihr E-Mail-Programm im Hintergrund immer offen haben.

Dabei gilt eines der Grundgesetze des Lernens auch für jeden von uns: Was nicht aufmerksam gespeichert wird, kann auch nicht abgerufen werden, und jede Unterbrechung stört den Gedankenfluss des Lernens und Arbeitens. Deswegen haben es Menschen mit einem angeborenen kurzen Konzentrationsvermögen, das man als AD(H)S (Aufmerksamkeitsdefizitsyndrom, wobei das H für die oft damit einhergehende Hyperaktivität steht) bezeichnet, in Schule und später im Berufsleben schwer. AD(H)S ist eine Aufmerksamkeitsstörung, mit der einige Menschen geboren werden und die mittlerweile gut untersucht ist. Sie hat etwas mit fehlender Rechenkapazität im Stirnlappen zu tun, vor allem mit Gehirngebieten, die das Arbeitsgedächtnis betreffen. Darüber hinaus ist die Dopamin-Ausschüttung zu niedrig. Beides bewirkt, dass Menschen mit AD(H)S nur kurze Konzentrationsspannen haben und sehr leicht ablenkbar sind. Beides – fehlende Rechenkapazität und mangelnde Dopamin-Freisetzung im Stirnlappen – kann nicht nur vererbt werden, man kann es auch erwerben, indem man versucht, Multitasking zu betreiben. Wir induzieren dadurch also ein AD(H)S-ähnliches Syndrom in uns selbst!

Konzentration und Achtsamkeit sind entscheidende Elemente des effektiven Lernens, wobei unser Wille unsere Aufmerksamkeit auf einen eng begrenzten Ausschnitt der Umwelt lenkt und dabei äußere und innere Störfaktoren weitgehend ausschaltet, so wie ein Theaterscheinwerfer nur einen kleinen, aber wichtigen Teil der Bühne ausleuchtet. Es ist vor allem eine Leistung des Arbeitsgedächtnisses, das im Stirnlappen unseres Gehirns lokalisiert ist. Wenn man das Gefühl hat, sich nicht konzentrieren zu können, muss man nicht gleich an eine Gehirnerkrankung denken, sondern man sollte sich zunächst einen Moment Zeit für einige Fragen nehmen: Liegt es an der Tageszeit und baue ich das Lernen immer nur ein, wenn gerade nichts anderes Wichtiges passiert? Was ist vor dem Lernen an diesem Tag schon alles passiert? Die Fragen sind deshalb wichtig, da Konzentration eng verwandt ist mit unserer Willenskraft und diese leidet, wenn man sie an diesem Tag schon aufgebraucht hat. Haben wir den Kopf,

den Tisch vor uns und unsere technischen Geräte voll mit Zerstreu-
ungspotenzial? Dann heißt es erst einmal aufräumen, Abstand gewinnen und abstellen, was man nicht braucht.

Warum sind aber unsere Gehirne so anfällig für Ablenkungen?
Um diese Frage zu beantworten, fangen wir am Besten im Zirkus
an: Es erstaunt uns immer wieder, im Zirkus einen Artisten bei der
Arbeit zu sehen, der mehrere Teller auf Stäben dreht. Wenn man
sich anschaut, wie er das macht, dann sieht man, wie er immer
wieder einen Teller anstupst, ohne dabei die übrigen Teller aus den
Augen zu verlieren. Jahreslanges Training steckt dahinter, und wir
sind zu Recht beeindruckt! Und es ist zudem eine Metapher dafür, wie der vorderste Teil unserer Großhirnrinde arbeitet, denn
wenn man es neuronal betrachtet, müssen wir uns die Arbeitsweise
des hinter der Stirn gelegenen Teils des Stirnlappens (Frontalpol)
genauso vorstellen. Als Teil des Arbeitsgedächtnisses, das nicht nur
versucht, über aktuelle Rechen- und Verarbeitungsprozesse im
Gehirn den Überblick zu behalten, sondern das zudem speichert,
was wir uns vornehmen zu tun (was man als prospektives Gedächtnis bezeichnet). Wir versuchen, uns auf eine Aufgabe zu konzentrieren, und gleichzeitig müssen an dieser vordersten Stelle des Gehirns
alle anderen Aufgaben (aktuelle wie geplante) als eine Reihe von
Absichten im Gedächtnis behalten werden – so wie eben beim Artisten ein Teller den anderen anstößt, um die Umdrehungen bei jedem
Teller aufrechtzuerhalten. In gleicher Weise versucht der frontale
Pol des Stirnlappens nach dem Schreiben einer WhatsApp-Nachricht oder einer E-Mail, sich der nächsten Twitter-Nachricht zu-
zuwenden – oder eben wieder einem Arbeitsprozess oder den
Hausaufgaben. Wie schwebende Teller in der Luft verbindet der
Stirnlappen die einzelnen Elemente und Aufgaben in unserem Leben miteinander. Der frontale Pol erzeugt dabei so etwas wie eine
übergeordnete zeitliche Perspektive (was war, was ist, was soll noch
kommen). Und in diese Perspektive fügen sich die momentanen
Aufgaben ein.

Während Kinder sich noch ganz und gar in eine Aufgabe vertiefen können, da der frontale Pol noch nicht entwickelt ist, schützt er, wenn man das so ausdrücken möchte, uns Erwachsene davor, sich voll und ganz in einer Aufgabe zu verlieren – er behält im »Kopf«, was wir in der Zukunft beachten müssen (einen Termin, den Ofen abschalten oder selbstgestellte Aufgaben wie »Trinken nicht vergessen«) – damit aber ist er auch eine Ursache für mögliche Ablenkung. Denn sich voll und ganz auf eine Sache zu konzentrieren bedeutet eben auch, alles Ablenkende und Störende zu vergessen bzw. zu ignorieren. Allein der Gedanke daran, nicht auf das Handy zu schauen, unterbricht die Konzentration und lenkt die Aufmerksamkeit schlagartig ab. Manchmal reißt sie uns regelrecht hin und her zwischen dem, was wir gerade tun, und dem, was wir außerdem tun möchten oder sollten.

Aus diesem Blickwinkel heraus ist es schon erstaunlich, wie viele Menschen, wenn sie eigentlich etwas anderes tun sollten wie in Besprechungen, Vorlesungen etc., mit einem Handy beschäftigt sind. Man ist mehr bemüht, To-do-Listen durch Multitasking möglichst schnell abzuhaken, anstatt diese sinnvoll zu bearbeiten. Dabei haben große Studien gezeigt, dass man das Doppelte mit weniger Zeitaufwand schafft, wenn man Aufgaben der Reihe nach erledigt. Wenn wir als Erwachsene versuchen, etwas zu lernen, bauen wir dies oft nebenbei in den Alltag ein: die Spülmaschine ausräumen und noch eine Vokabel-CD für den nächsten Urlaub hören, Laptop, Tablet, Smartphone an und noch versuchen, die neueste Software zu verstehen. Genauso geht lernen nicht – und so haben wir auch als Kinder nicht gelernt!

In jeder Sekunde strömen 400 000 Sinnesreize auf das Gehirn ein. Die bewusste Verarbeitungskapazität eines menschlichen Gehirns beträgt etwa 120 bits/s! Um einer Person beim Sprechen zuzuhören, verbrauchen wir bereits 60 bits/s (machen wir nur drei Dinge gleichzeitig, sind wir hoffnungslos überfordert!). Aber nicht nur der Versuch, parallel zu viel in zu kurzer Zeit bearbeiten zu wollen, kann gefährlich in die Irre führen. Auch wenn Lernstimuli, Bilder, Texte,

Grafiken zu schnell hintereinander auf einen einströmen, kann dies dazu führen, dass man Wichtiges übersieht. Bereits auf der Ebene der Wahrnehmung kann es bei einer Reizüberflutung zu einem Versagen der Informationsverarbeitung kommen. So haben wir Probleme damit, schnelle aufeinander folgende Stimuli zuverlässig zu erkennen. Dies belegt auch folgendes Beispiel, bei dem Probanden die Aufgabe erhielten, grüne Punkte und schwarze Buchstaben zu zählen. Sie erscheinen zusammen mit anderen Satzzeichen an zufälliger Position und zu unterschiedlichen Zeitpunkten auf einem Bildschirm. Wenn die schwarzen Buchstaben (in dem Fall immer ein X) nun 200 bis 300 ms nach einem grünen Punkt erscheinen, sieht der Proband zwar das X, kann es aber nicht bewusst verarbeiten (und somit zählen). Nur der grüne Punkt fällt dagegen auf. Es ergibt sich also eine Art Aufmerksamkeitsblinzeln, das einen Teil der Wahrnehmung löscht und somit einen Teil der wahrgenommenen Umgebung ignoriert. Genau dies geschieht mit unseren Gehirnen, wenn wir ständig versuchen, mehrere Dinge gleichzeitig zu tun und wenn zu viele Reize in zu schneller Abfolge auf uns einwirken. Erledigen wir dagegen die Dinge der Reihe nach und fokussiert, haben wir für die Aufgaben auch mehr Zeit. Es ist weniger hektisch, und das Lernen macht auch mehr Spaß, da die Stresskomponente aufgrund der zeitlichen Überforderung wegfällt.

Wie alles, was die wissenschaftliche Neugierde weckt, musste auch das irgendwann getestet werden: Wenn man eine Gruppe von Menschen, die intensiv Multitasking betreibt, mit einer Gruppe vergleicht, die in einem geringen Umfang Multitasking als Arbeitsform und Lebensstil nutzt, wer wäre dann der bessere Multitasker? Kurzum, wer kann am besten mehrere Dinge nahezu gleichzeitig verrichten bzw. schnell zwischen verschiedenen Aufgaben hin und her wechseln? Das klingt ein bisschen wie die Frage, ob ein trainierter Sportler leistungsfähiger ist als ein untrainierter. Allerdings war das Ergebnis dieser Studie der Stanford Universität ganz anders als erwartet: Die multimedialen Schwerst-Multitasker waren den Mehrprozessbetriebs-Verweigerern unterlegen. Vor allem waren diejenigen, die das Multitasking sonst eher mieden, besser darin, unwichtige Informationen von relevanten zu unterscheiden. Das bedeutet: Je mehr wir parallel zu verarbeiten versuchen, desto mehr wird die Informationsverarbeitung zu einer Last – die Gehirnressourcen werden vom Informationsmüll aufgefressen. Gefragt, wie gut sie glaubten, mit Multitasking-Situationen umgehen zu können, waren aber die ständigen Multitasker deutlich selbstbewusster. Allerdings stellte sich dies als eine der vielen menschlichen Illusionen heraus.

Wer also meint, Multitasking, diesen Mehrprogrammbetrieb des Gehirns, durch Üben zu erlernen, der täuscht sich gewaltig – und merkt es nicht einmal. Studien haben gezeigt, dass wir, selbst wenn wir uns unglaublich produktiv im Multitasking-Modus fühlen, zu 50 Prozent länger(!) brauchen, um die verschiedenen Aufgaben zu bewältigen; und dabei machen wir auch noch mehr Fehler, als wenn wir die Arbeit der Reihe nach erledigt hätten. Beschäftigt und ausgelastet zu sein heißt noch nicht, dass man effizient und produktiv ist. Zusätzlich führt der ständige Wechsel zwischen den Aufgaben dazu, dass im Gehirn die für Gewohnheiten zuständigen Basalganglien stärker aktiviert werden als der für das Langzeitgedächtnis zuständige Hippocampus – mit der Konsequenz, dass wir so deutlich weniger erinnern, was wir im Multitasking-Modus erlebt und erarbeitet haben, wie Studien des in Stanford tätigen Neuropsychologen Russell Poldrack gezeigt haben. Produktiv zu sein bedeutet also nicht, jeden Tag noch voller zu packen mit immer mehr Tätigkeiten, sondern das Richtige im richtigen Moment zu tun, und zwar eines nach dem anderen, sonst merken wir uns zu wenig von dem, was wir an Aufgaben bearbeitet haben.

Warum können wir eigentlich so wenige Dinge parallel in unserem Bewusstsein erledigen? Warum ist die Kapazität unseres Arbeitsgedächtnisses so klein? Die Antwort ist – verglichen mit der Komplexität der Frage – vergleichsweise simpel: Es geht darum, Energie zu sparen. Aufgaben im Arbeitsspeicher müssen permanent vorrätig gehalten werden; wie im Computer erhöht dies den Energieverbrauch, da im Gehirn für jede Aufgabe, die wir zwischenspeichern, Neurone aktiv bleiben müssen, und zwar die ganze Zeit. Hinzu kommt, dass unser Arbeitsgedächtnis, das im linken und rechten Stirnlappen der Großhirnrinde seinen Sitz hat, protokolliert, welche Tätigkeit wir mit welchen Gehirnressourcen verfolgen, erarbeiten, erdenken. Französische Forscher konnten mit bildgebenden Verfahren Folgendes zeigen: Wenn wir neben einer Hauptaufgabe eine zweite Aufgabe erledigen müssen, werden diese beiden Aufgaben gleichberechtig auf die beiden Großhirnhälften verteilt. Leider haben wir aber nur zwei Gehirnhälften – wenn nun eine dritte Aufgabe dazukommt, muss sie sich den Rechenplatz mit einer anderen Aufgabe teilen, wodurch sich die Kapazität halbiert. Die dritte Aufgabe wird also nur noch unter minimalem Einsatz der zur Verfügung stehenden Ressourcen bearbeitet, da der restliche Speicherraum bereits besetzt ist.

Die Konsequenz ist, dass, wenn wir zwei oder mehr Aufgaben nebeneinander erledigen möchten, die Leistungsfähigkeit der ersten Aufgabe parallel zur Denklast der zweiten oder dritten Aufgabe abnimmt – unausweichlich. Die größte unnötige Bremskraft entfalten hier Gedanken an andere – vor allem digital inszenierte – Tätigkeiten, die wir, schon wenn das Smartphone nur auf dem Tisch liegt, verdrängen müssen. Diese völlig nutzlose Informationsabwehr frisst bereits einen erheblichen Anteil unseres Arbeitsspeichers auf, verbraucht unnötige Energie und schwächt auch noch die Willenskraft!

Fassen wir zusammen: Wir sind, egal wie wir es wenden, erstaunlich schlecht im Multitasking. Genau genommen, können wir nur schnell zwischen Tätigkeiten hin und her wechseln. Der für das Multitasking notwendige Bereich des Gehirns, unser Arbeitsgedächtnis, ist erstaunlich klein, wie jeder an sich selbst testen kann: Versuchen Sie, kurz gezeigte Gegenstände eine Minute später wieder zu erinnern – Sie werden selten mehr als sieben schaffen.

Vor allem häufen sich die wissenschaftlichen Befunde, dass die sogenannten *digital natives,* also die jungen Menschen, schon zu Schulzeiten so auf das Multitasking konditioniert sind, dass sie sich eine Umgebung schaffen, die sie zwingt, Aufgaben parallel zu erledigen. Allerdings zu einem hohen Preis: Die Fehleranfälligkeit ist sehr hoch, die Konzentrationsspanne wird verkürzt, und die Suche nach schneller Belohnung nimmt zu. Insgesamt führt es dazu, dass die Fähigkeit abnimmt, Ziele in ferner Zukunft anzustreben. Außerdem macht diese Art der digitalen Abhängigkeit auch noch süchtig. Einmal konditioniert, reagieren wir überaus empfänglich auf Vibrationen und Töne, die mit dem Eingang von Nachrichten, LikeMe's und zugeschickten Bildern einhergehen! Dabei arbeiten die meisten APPs mit einer trivialen, aber evolutiv bedingt wirkmächtigen Logik: Wir neigen in unserem Lernverhalten dazu, Umstände auch danach zu beurteilen, wie schnell sich eine Belohnung einstellt, zum Beispiel eine Befriedigung unserer Sinne oder Erwartungen. Und bei dieser Art von Belohnungen sind Computerspiele, aber auch der Chat- und E-Mail-Verkehr, digitale soziale Netzwerke sowie kurze Informationshappen aus dem betrieblichen Intranet oder dem allgemeinen Internet mit einem hohen Suchtfaktor versehen. Wir werden schneller, als wir es bemerken, zu digitalen Junkies. Es besteht also die Gefahr, dass unsere digitalen Gewohnheiten unser Lernverhalten (und die Effektivität des Lernens) nachhaltig verändern und dass unser Gehirn seinen Fokus im Meer der selbstauferlegten Aufmerksamkeits-Vielseitigkeitsprüfung verliert.

Wer also ständig Multitasking betreibt, der riskiert eine chronisch mentale Überlastung– vergleichbar mit einer chronischen Entzündung, nur dass in dem Fall nicht das Immunsystem, sondern das Gehirn mit seinem Einfluss auf die Stressachsen völlig überfordert ist. Versuchen wir ständig, an viele Kleinigkeiten zu denken, so nimmt die Willenskraft ab wie ein überlasteter Muskel, da wir ständig Entscheidungen treffen müssen, worauf wir unsere Aufmerksamkeit richten – und dies für Tage, Wochen und Monate. Und wenn wir nun als Dauerzustand zu viele gleichzeitige und zukünftige (prospektive) Dinge im Kopf jonglieren müssen – wie der Artist seine Teller –, überkommt uns das bedrückende Gefühl, an alles denken zu müssen – und das sogar in Situationen, in denen unsere ganze Aufmerksamkeit verlangt ist. Wenn jetzt noch etwas dazu kommt, was wir auf keinen Fall vergessen dürfen, müssen wir auch diese Aufgabe im kleinen frontalen Pol des Gehirns einbetten, wo sich schon bald weitere Aufgaben hinzugesellen. Nicht zu vergessen die Angst, etwas zu vergessen, die ebenfalls Speicherkapazität frisst. Schon allein wenn wir diese gehirneigene To-do-Liste häufig checken, befinden wir uns in einem Zustand akuter Überlastung. Wenn – und das wird kommen – wir dann noch darüber nachdenken, wie wir diese Liste am besten abarbeiten, ist die Gefahr des Burn-outs real – und an Lernen ist schon gar nicht mehr zu denken.

Kurzum, es führt unweigerlich zu einem Konflikt im Denken und Handeln, wenn wir versuchen, die gleichen Gehirngebiete gleichzeitig für verschiedene Zwecke zu aktivieren. Was also können wir tun?

Hier einige Hinweise, wie jeder für sich selbst die Kontrolle über sein Konzentrationsvermögen zurückgewinnen kann:

- Ganz konkret hilft es, so viel wie möglich zu automatisieren und unserer intuitiven Berufserfahrung anzuvertrauen (das belastet nicht den Stirnlappen und das Arbeitsgedächtnis).
- Machen Sie im Räderwerk des versuchten Multitaskings immer wieder mal eine Pause, schaffen Sie ganz bewusst Freiräume für (zeitlich begrenzte) Tätigkeiten, in denen Sie nicht an zukünftige Termine denken müssen. Schreiben Sie dafür eine To-do-Liste, die Sie dann abarbeiten, wenn eine Aufgabe erledigt ist.
- Legen Sie das Smartphone aus Ihrem Sichtfeld und schalten Sie es aus, da Ihre Konzentration durch Vibrationsgeräusche oder allein schon durch den Anblick des Smartphones gestört wird. Gleiches gilt für E-Mail-Programme: ausschalten, nur dreimal am Tag öffnen, dann bewusst und konzentriert bearbeiten, Nachrichten mit

wenigen Sätzen schreiben, sonst zum Telefon greifen. Öffnen Sie E-Mail-Programme nur, wenn Sie auch die Zeit haben, die eingehenden Nachrichten sofort zu bearbeiten, sonst belasten weitere Aufgaben das Arbeitsgedächtnis – kurz mal nachsehen, ohne eigentlich Zeit zu haben und auch reagieren zu können, ist Zeit- und Konzentrationsverschwendung.

- Optimieren Sie Ihre Lernumgebung: Wo lernen Sie? Wie ruhig ist es dort? Was machen Sie dort sonst? Was liegt alles auf dem Tisch? Lernumgebungen können ruhig wechseln, aber es hilft, wenn wir nicht ständig durch ungeordnete und ablenkende Strukturen den Fokus unserer Aufmerksamkeit verlieren.
- Trinken Sie ruhig vor einer Lerneinheit Kaffee (oder schwarzen/ grünen Tee). Es fördert die Durchblutung, regt den Stoffwechsel an und steigert zumindest für eine gewisse Zeit die Aufmerksamkeit (nicht zu viel und nicht zu spät am Tag).
- Wenn Sie etwas bearbeiten, »bearbeiten« Sie es auch wirklich: Markieren Sie Wichtiges mit einem Stift (egal ob digital oder manuell) und machen Sie sich Notizen in Form von Grafiken, Mindmaps oder Stichworten. Das schafft Struktur beim Lernen und erleichtert den Abruf; zudem ist es förderlich für die Konzentration, da diese länger erhalten bleibt, wenn Lernen auch mit einer Tätigkeit verbunden ist.
- Unglaublich, aber wahr: Sport steigert die Konzentrationsfähigkeit, und auch bewegte Pausen oder Lerneinheiten mit Bewegung sind nicht nur gesund, sondern erhöhen die Lernfähigkeit.
- Wenn Sie merken, dass die Konzentrationsfähigkeit nachlässt, ist es Zeit für eine Pause oder für das Ende der Lerneinheit.
- Fokussierung und Konzentration sind wichtig, wenn wir etwas bearbeiten, was vorgegeben ist: einen Businessplan erstellen, für eine Fortbildung lernen oder uns für eine Prüfung in Schule, Studium oder Beruf vorbereiten. Wenn wir jedoch neue Ideen brauchen, sind ein Spaziergang, eine Dusche und der Blick, der unfokussiert umherschweift, hilfreicher. Kreativität steigt, wenn wir

Neues miteinander verbinden, und das geht am Besten im Wechsel des Scharfstellens der Gedanken (Fokussierung) und der unscharfen, weiträumigen, eben unfokussierten Betrachtung.

Am besten (und produktivsten) arbeiten wir also, wenn im direkten Fokus und mit voller Aufmerksamkeit zu einem bestimmten Zeitpunkt nur zwei Dinge in unserem Kopf sind: Was wir mit einer Aufgabe beabsichtigen, sollten wir uns immer wieder vergegenwärtigen, und natürlich die Aufgabe selbst. Es klingt hart, was David Cain geschrieben hat, aber ich denke, es stimmt: »*Alle* Gedanken wollen ernst genommen werden, aber nur wenige rechtfertigen dies.«

Mit dem Gedächtnis spielen: Gemischt üben!

Aber nicht nur Aufmerksamkeit ist wichtig, sondern auch die Vielgestaltigkeit unserer Lernwelten, denn es gilt, dass jedes Training – auch das Trainieren des Gehirns – Abwechslung braucht. Vermeiden sie unbedingt gedankenloses »08/15 Lernen«.

Da das Gehirn aber auch ein »Gewohnheitstier« ist, konnte man bisher in vielen Ratgebern zum Thema lesen, dass wir möglichst viele Randbedingungen des Lernens konstant halten sollten. So rät man uns, immer am gleichen Ort, am besten zur gleichen Zeit zu lernen. Und tatsächlich stimmt es, dass dann der Abruf des Wissens an diesen Orten verbessert ist – wir lernen eben immer auch im Kontext einer gesamten Situation. Unser Gehirn speichert Lernstoff und Kontext zusammen, entsprechend hilft der Kontext assoziativ beim Abruf. Das Problem: Wir müssen unser Wissen an verschiedenen Orten in verschiedenem Kontext abrufbar haben, das nennt man die Abrufstärke. Sie ist an dem Ort, an dem wir immer gelernt haben, natürlich besser, aber an anderen Orten leider nicht. Und es stimmt, dass Lernen und Arbeiten etwas schwieriger sind, wenn man den Kontext, also den Ort (und am besten auch die Lernzeiten) verändert. Die Wiederholungen des Lernstoffes scheinen etwas erschwert zu sein.

Der Gewinn ist jedoch immens, denn Lernen in verschiedenen Kontexten (Orte, Zeiten, Stimmungen) erhöht die assoziative Abrufleistung, wenn wir das Wissen an verschiedenen Orten, in verschiedenen sozialen Zusammenhängen anwenden müssen – und das entspricht fast immer den realen Gegebenheiten, für die man schließlich lernt. Das bedeutet: Erst wenn man Lernzeiten und -orte wechselt, erhöht sich die Wahrscheinlichkeit, sich in vielen verschiedenen Kontexten an etwas zu erinnern. Man befreit den Wissensabruf quasi vom Lernort. Da wir die örtliche bzw. soziale Umgebung, in der wir das erlernte Wissen benötigen, nicht vorhersagen können, ist es besser, wenn wir die Randbedingungen des Lernens immer wieder verändern.

Noch in anderer Hinsicht kann man dem »08/15 Lernen« entkommen, denn man muss nicht immer Ort, Zeit und Kontext des Lernens rein äußerlich verändern, um die Abrufleistung zu erhöhen, sondern kann auch schon einiges in seinem eigenen Gehirn selbst dafür tun. Das funktioniert, indem wir die Unterrichtsstunde, Vorlesung oder Online-Schulung beim eigenständigen Lernen neu strukturieren, und zwar anhand der eigenen Aufzeichnungen. So zwingt man sich dazu, den Lernstoff noch einmal zu durchdenken und neu anzuordnen, wodurch man die Assoziationswege im Gehirn zum Lerninhalt erhöht. Es ist leichter, etwas zu erinnern, wenn die dafür notwendige neuronale Kettenreaktion durch verschiedene Anknüpfungspunkte ausgelöst werden kann.

Powerpoint-Folien des Lehrers, Vorgesetzten oder Professors zu wiederholen hilft nur dem Kurzzeitgedächtnis und ist am Ende genauso aufwendig wie selbststrukturiertes Lernen; dabei ist dieses nachhaltiger – und macht mehr Spaß, da man mehr versteht und Zusammenhänge erkennt. Genau das empfindet das Gehirn als Belohnung – und Belohnungen treiben uns an, um bei der nächsten Lerneinheit wieder konzentriert mitarbeiten zu wollen.

Ganz generell gilt: Bei jeder Veränderung in unseren Lerngewohnheiten verbessert sich die Fähigkeit, die wir erwerben wollen
(was man Kompetenzerwerb nennt), und sie wird in verschiedenen,
meist nur schwer vorhersehbaren Zusammenhängen leichter verfüg-
bar. Das Lernen wird so nachhaltiger, da das Wissen schneller in das
Langzeitgedächtnis übertragen wird. Experimentieren Sie am besten
mit sich selbst: Welcher Kontextwechsel, welche Abwechslung hilft
Ihnen beim Lernen, welche stört? Allein dieser Selbstversuch mit den
verschiedenen Kontexten des Lernens fördert bereits die Speicher-
stärker und macht den Wissensabruf von der konkreten Lernumgebung unabhängig!

Es sind also, ganz im Gegensatz zu alten Ratschlägen, eher die Abwechslung und die Mischung der Methoden sowie der Lernorte, die
unsere Erinnerungsleistung verbessern – wir vergessen immer, dass
wir nicht für das Abspeichern üben, sondern für den Abruf.

Dies gilt selbst für die Übungen im Sport. Golfabschläge oder
Tennisaufschläge waren am besten, wenn Sportler drei Aufschlag-
oder Abschlagvarianten gemischt übten, im Vergleich zu Situationen,
in denen sie jede Variante nacheinander trainierten! Wiederholtes
Üben mit wechselnder Reihenfolge der Lernelemente war also besser,
als immer das Gleiche zu wiederholen. Auch die Gebäude von Archi-
tekten oder die Gemälde von Künstlern konnten in Vergleichsstudien
besser erinnert werden, wenn sie nicht einfach nur Architekt für Architekt, Künstler für Künstler gezeigt wurden, sondern durcheinan-
der in unvorhersehbarer Reihenfolge.

Einer der positiven Effekte ist hier, dass das Mischen von Lernin-
halten, Fertigkeiten oder Konzepten während einer Lerneinheit hilft,
die Unterschiede zwischen den Lernelementen zu verdeutlichen und
jede einzelne für sich besser zu verstehen. Mechanisches Wiederholen hilft dagegen nur dem Kurzzeitgedächtnis (die direkte Abfrage
nach dem Lernen ist besser, das fühlt sich gut an, nützt aber nichts für
den späteren, real wichtigen Abruf unter Prüfungsbedingungen oder
in unvorhersehbaren Kontexten).

Noch ein anderer unerwarteter, aber in dem Fall sicher begrüßenswerter und verführerischer Vorschlag: Zwischen den Lernblöcken kann durchaus Entspannung, De-Fokussierung und das Abschweifen der Gedanken hilfreich sein! Genau dies ist wichtig, um Probleme zu lösen, an denen man gedanklich hängen geblieben ist. Hier kann der Perspektivenwechsel helfen, neuartige Probleme zu lösen. Noch wichtiger ist vielleicht der Aspekt, den Ihr Gehirn unbewusst mit einer Unterbrechung verbindet: Jede Unterbrechung wertet das Gehirn als unerledigte Aufgabe, und so bleiben die vorher gelernten Inhalte länger in Erinnerung, als dies bei abgeschlossenen Aufgaben der Fall ist! Es ist auch durchaus hilfreich, immer mal wieder das Lernen einer Einheit mittendrin abzubrechen (schön, oder?). Dies bewirkt, dass Unterbrechungen bzw. das Abbrechen mitten im Lernen unser Gedächtnis längerfristiger aktivieren können, als wir dies bemerken. Unterbrochene Projekte stehen im Gehirn an der Spitze unserer mentalen Prioritätenliste – man sucht dann unbewusst überall nach Hinweisreizen, um das Projekt endlich zu beenden, und erhöht damit die assoziative Einbettung des gelernten Stoffes. Dies bedeutet, dass nicht nur bewusst gesuchte Assoziationen beim Erinnern helfen, sondern auch viele Ereignisse, die noch nach dem Lernen stattgefunden haben. »Den Faden zu verlieren« bedeutet aus Sicht des Gehirns, die verlorenen Enden wiederzufinden und wieder miteinander zu verknüpfen (insofern es motiviert ist, ein Problem zu lösen und ein Projekt zu beenden). Wenn das Gehirn etwas nicht mag, sind das offene Enden.

Zum kreativen Denken gehört auch immer wieder das Loslassen, Abstand gewinnen oder auch Defokussieren, damit wir uns nicht selbst beim Denken im Wege stehen. Diese Abstandsgewinnung oder auch innere Reorganisation des Denkens sollte am besten auf unter 20 Minuten der Zerstreuungszeit beschränkt bleiben, bevor man zur Aufgabe zurückkehrt und dann besser wieder ein ganzes Stück konzentriert bei der Sache bleibt – so schön ist der Vorschlag dann doch wieder nicht.

Es gehört mit zu den schwierigsten Lernübungen, mit alten Gewohnheiten zu brechen, aber das Gehirn belohnt den Schweregrad einer Übung mit nachhaltiger Leistungssteigerung und längerer Haltbarkeit. Wer also eine längere Lernphase hat, sollte sein Gehirn auch immer überraschen, also z.b. nicht nur den aktuellen Lernstoff wiederholen und üben, sondern in diese Übungen auch den Lernstoff von vor zwei Wochen oder gar zwei Monaten mit einstreuen – das hilft nicht nur der Erinnerung an den »alten« Lernstoff, sondern verbessert auch die Merkfähigkeit der neuen Inhalte, da es dem Gehirn hilft, zwischen den Inhalten scharfe Grenzen der Lösungsmöglichkeiten zu finden. Lernen braucht Knotenpunkte des Wissens, auf die man sicher und routiniert zugreifen kann.

Ferner hilft es auch, mit und nicht gegen seinen Biorhythmus zu lernen. Die meisten Menschen können sich von 8 bis 12 Uhr und von 14 bis 16 Uhr am besten konzentrieren, anderen gelingt dies eher von 16 bis 18 Uhr am Nachmittag, wenigen noch abends. Das für sich herrauszufinden ist oft schon ein wichtiger Faktor, mit dessen Hilfe sich die Lernleistung des Gehirns erhöhen lässt.

Abschließend möchte ich betonen, dass unser Gehirn bei diesem Mischen der Lernelemente auf Unerwartetes vorbereitet wird, denn wir wissen eben nicht immer sicher, wo wir unser Erlerntes einmal anwenden müssen. Je mehr assoziative Zufahrtsstraßen es gibt, umso höher ist die Chance, dass wir das Gelernte auch in einer neuen Umgebung erinnern werden. Aber es gibt noch einen anderen Nutzen: Wir sind bei dieser Art des verschränkten Lernens gezwungen, aufmerksamer zu lernen, denn wir verarbeiten Informationen gründlicher, wenn wir den Kontext und die Abfolge des Lernens nicht vorhersehen können (z.B. Vokabeln nicht in der Reihenfolge abfragen, wie sie im Buch stehen).

Es gilt also Folgendes beim ineinander verschränkten Lernen zu bedenken:

- Meiden sie zu viel Routine beim Lernen, denn das senkt die Aufmerksamkeit.
- Lernen oder arbeiten Sie an verschiedenen Orten (in verschiedenen Kontexten).
- Ändern Sie immer mal wieder die Lernzeiten (schon das ändert den Lernkontext).
- Lernen Sie den Lernstoff immer auch mal gemischt und nicht immer in der gleichen Reihenfolge.
- Brechen Sie beim Lernen mitten im Lernstoff mal ab und machen Sie an einem anderen Tag weiter! Ihr Gehirn wird weiter über die Probleme und Lerninhalte nachdenken. Machen Sie das nur nicht zur Gewohnheit, dann werden Sie notgedrungen nie rechtzeitig fertig mit dem Lernen.
- Wenn Sie nicht weiter kommen, legen Sie eine Pause ein, lassen Sie die Gedanken schweifen und fangen Sie dann erst wieder an, konzentriert zu lernen.

Erzähl es anderen!

Es gibt noch eine weitere generelle Regel, die für jede Lernsituation gilt: Man wird nur gut in etwas, das man auch tut, und dafür ist eben auch ein gewisser Einsatz notwendig. Der Erinnerungsnutzen ist umso größer, je mehr man sich beim Lernen anstrengen musste und je aktiver man beim Lernen beteiligt war!

Wie wichtig die aktive Beteiligung beim Lernen ist, zeigt auch folgendes recht einfaches Experiment: Studenten wurden in zwei Gruppen eingeteilt und mussten Gegensatzpaare auswendig lernen wie z.B. »heiß – kalt«. Die eine Gruppe bekam alle Wortpaare angezeigt, die zweite Gruppe musste in der gleichen Zeit die Gegensatzpaare erst finden, beispielsweise »hell – d___«. Wer nun aber die Wortpaare erst noch aktiv finden musste, konnte sie im Anschluss besser erinnern – obwohl weniger Zeit zum Auswendiglernen blieb. Je länger der Test zurücklag, umso größer war der Unterschied im Lernerfolg zwischen beiden Gruppen zugunsten der aktiv Lernenden! Dies bedeutet, in Gedanken aktiv die Wortlücken zu füllen führt zu signifikant besseren Erinnerungen. Probanden in verschiedenen Testszenarien konnten – unabhängig vom Alter – einen Lernstoff besser korrekt wiedergeben, wenn sie ihn eine Stunde lernen durften und den Lernstoff dann ohne Hilfestellung selbstständig rekapitulieren mussten. Eine der wichtigsten Maßnahmen, um Lernen so effektiv wie möglich zu machen, besteht also darin, beim Lernen aktiv involviert zu sein!

Das Gehirn bewertet Fakten, Ereignisse und gelernte Abläufe mit einer höheren Priorität, wenn es schwer war, den Wissensinhalt zu erarbeiten, und wenn wir aktiv am Einspeichern des Lernstoffs beteiligt waren. Lernen, das mit Handeln verbunden ist, hat also eine höhere Speicherstärke (wird mit höherer Wahrscheinlichkeit auch im Gedächtnis festgehalten) und auch eine höhere Abrufstärke. Es kann daher mit höherer Wahrscheinlichkeit erinnert werden – man vergisst immer allzu leicht, dass es genau darauf ankommt. Wir versuchen beim Lernen, immer möglichst viel und effektiv in den Kopf zu bekommen, legen aber viel zu wenig Wert darauf, so zu lernen, dass es nachher auch abgerufen werden kann.

Lernen wir im Selbststudium, kann die aktive Mitarbeit darin bestehen, nicht nur passiv zu lesen, sondern sich selbst Stichworte beim Wiederholen zu notieren und das Wissen in eigenen Tabellen und Grafiken zu organisieren, sodass insgesamt im Gehirn mehr Areale mit dieser Tätigkeit beschäftigt sind und es damit mehr Anknüpfungspunkte gibt, das Gelernte auch wirklich zu erinnern. Hier reichen oft schon zehn Minuten aus, in denen man die Schulung, die Vorlesung, den Unterricht nacharbeitet, um dem Gehirn die Möglichkeit zu geben, den Lernstoff im Nachhinein nochmal neu zu sortieren und neu abzuspeichern.

Neben den oben genannten Wiederholungsformen hat sich eine Lernform als überragend herausgestellt: Mit anderen über das

Gelernte zu reden oder am besten von Anfang an in Lerngruppen zu arbeiten! Der große Dichter Heinrich von Kleist schrieb einmal »Über die allmähliche Verfertigung der Gedanken beim Reden« Folgendes: »*Wenn du etwas wissen willst und es durch Meditation nicht finden kannst, so rate ich dir, mein lieber, sinnreicher Freund, mit dem nächsten Bekannten, der dir aufstößt, darüber zu sprechen.*«

In Lerngruppen zu lernen und zu üben ist so effektiv, weil es uns zwingt, beim Lernen aktiv involviert zu sein. Es führt, fast ohne dass wir es merken, zu mehr Wiederholungen, wobei der Lernstoff auch noch auf verschiedene Art und Weise formuliert wird, was wiederum die Anzahl der assoziativen Zufahrtsstraßen erhöht.

Und noch etwas: Wir haben soziale Gehirne, die in Sozietät mit anderen Gehirnen in ihrem Tun und Handeln eine größere Belohnung finden, als wenn wir allein lernen. Somit unterstützt das Belohnungssystem beim Lernen in Gruppen das Gehirn zweifach: Zum einen werden wir durch die anderen in einer sozialen Situation besser motiviert, zum anderen werden die aktive Beteiligung beim Einspeichern des Lernstoffs und der Abruf verbessert.

Außerdem gibt es beim gemeinsamen Üben, beim Erklären des Lernstoffs für andere noch einen wichtigen Aspekt, der nicht zu unterschätzen ist: Ein weiterer Vorteil, das Gelernte durch Reden zu rekapitulieren, besteht in meinen Augen darin, dass man dabei selbst an anderen testen kann, was man alles nicht verstanden hat! Denn wir überschätzen uns häufig darin, zu beurteilen, wie gut wir etwas verstehen, wie Dinge um uns herum funktionieren.

Ein direkter Beweis dafür stammt aus psychologischen Laboren, in denen die Illusion der erklärenden Tiefe (Wissensillusion) untersucht wird. Hierbei werden Probanden zum Beispiel befragt, ob sie wissen, wie Alltagsgegenstände (Reißverschlüsse, Toiletten, Kugelschreiber) funktionieren. Meist meinen wir, wir hätten hier ein gutes bis sehr gutes Verständnis. Werden wir dann aber gebeten, die entsprechende Funktion zu erklären, scheitern wir häufig und müssen einräumen, dass wir viel weniger wissen, als wir meinen– versuchen

Sie es mal! Viele der Probanden scheitern dabei, die Mechanismen, die einfachste Dinge steuern, zu erklären. Dies gilt nicht nur für Alltagsgegenstände, sondern auch dann, wenn es um die Fähigkeit von Menschen geht, logische Begründungen für ihre Überzeugungen zu benennen. Darüber hinaus sind wir hinsichtlich vieler Fakten überraschend unwissend: So wissen über 50 % der Befragten nicht, dass Antibiotika Bakterien abtöten, nicht Viren. Nur eine Minderheit von uns kann auch nur einen einzigen Richter des Bundesverfassungsgerichtes benennen. Und doch sind wir immer wieder überrascht, wenn wir herausfinden, was wir zu wissen glauben und in welch schiefem Verhältnis dies im Vergleich zu dem steht, was wir tatsächlich wissen.

Diese Wissensillusion hängt damit zusammen, dass wir als soziale Wesen gar nicht immer unterscheiden können, was sich in unseren eigenen Köpfen und in den Köpfen anderer befindet. Und wir scheitern, weil das Wissen in unseren eigenen Köpfen normalerweise keine Rolle spielt. Was zählt ist, dass wir Zugriff auf das Wissen haben. Wir beteiligen uns an einer Wissensgemeinschaft, quasi wie an einer WG.

Aber wir können diesen Umstand auch produktiv nutzen, um unsere Gehirnleistung zu steigern, indem wir in Gruppen lernen. Auch Wissen wird von sozialen Gehirnen in einer Sozietät von Gehirnen bereitgestellt. Grundwerte und Überzeugungen, die unsere soziale, politische und spirituelle Identität bestimmen, werden von Kulturgemeinschaften verwaltet. Wir denken gemeinsam mit anderen und nutzen unsere einzigartige Fähigkeit, Absichten zu erkennen. Wir sollten also vermeiden, allein im Kämmerlein fluchend vor uns hin zu lernen, sondern lieber eine Gemeinschaft von Gehirnen nutzen, denn genau darauf sind wir ausgelegt!

Zusammengenommen ist diese Form, den Lernstoff durch Reden über das neu erworbene Wissen zu verfestigen, eine der wichtigsten Lernkontrollen. Das Gelernte wird im Langzeitgedächtnis verankert, denn dadurch werden die Gedächtnisschleifen des Gehirns noch einmal durchlaufen. Durch diese Wiederholung wird es erneut ab-gespeichert, nur diesmal stärker, fester, nachhaltiger. Das Gehirn misst dem wiederholten Lernen eine größere Bedeutung bei (ist ja evolutiv auch sinnvoll, dass Dinge, die uns wahrscheinlich häufiger begegnen, auch besser erinnert werden sollten). Dies ist fast so, als würde man ein dickes Seil wieder aufknoten, um es dann noch fester wieder zusammenzuschnüren.

Wenn Sie selbst der Lehrende sind, egal ob als Lehrer, Mentor oder Eltern, gibt es noch einen Aspekt, der unbedingt erwähnt werden sollte: Unsere Gehirne reagieren im Allgemeinen auf Geschichten und Erzählungen auf eine hochsensible Art und Weise. Wenn wir einer Erzählung lauschen oder eine Geschichte lesen, so ist dies tatsächlich ein Training für beide Gehirnhälften. Auf der linken Seite werden die Sprachzentren aktiv, aber ebenfalls aktiv wird die rechte Hälfte des Großhirns. Hier werden Zentren im Gehirn involviert und damit trainiert, die versuchen, Absichten anderer Menschen zu erkennen, und Gehirnareale für das räumliche Vorstellungsvermögen sind ebenfalls aktiv. Außerdem ist unser Arbeitsgedächtnis beim Hören oder Lesen von Geschichten gefordert. Darüber hinaus ermöglichen Geschichten und Erzählungen, den Lernstoff mit dem realen Leben zu verbinden und so den Abruf des Wissens zu erleichtern.

Wenn Sie also die Möglichkeiten haben, lernen und lehren Sie mithilfe von Erzählungen und Geschichten, die Sie vorlesen oder erfinden, um das zu Lernende zu veranschaulichen. Damit treffen Sie auf archaische Strukturen in Ihrem Kopf und in dem anderer, die dafür sehr aufnahmebereit sind. Stehen keine Lerngruppen oder Lernpartner zur Verfügung, erzählen Sie das Gelernte sich selbst! Die innere Stimme ist ein guter Lehrmeister, und auch dabei merken Sie, ob Sie den Lernstoff verstanden haben.

Nur fokussiertes und bewusstes Lernen fördert das Gedächtnis

Manchmal scheint lernen so leicht. Wir merken uns Dinge, ohne dies wirklich vorgehabt zu haben, wir erinnern Fakten nach einmaligem Hören, und auch dieses Buch widmet dem Lernen im Schlaf ein ganzes Kapitel. Dann wiederum – und das ist die weitaus häufigere Erfahrung – können wir Fakten, Ereignisse oder Abläufe nicht erinnern, von denen wir meinen, sie gut geübt zu haben. Noch öfter lernen wir schnell, wenn wir ein neues Thema oder eine neue Sportübung beginnen, doch dann stagniert das Fortkommen; wir bleiben irgendwie auf der Stelle stehen, machen die gleichen Fehler in der Aussprache einer Fremdsprache oder an den gleichen Stellen beim Musizieren. Software-Programme zu erlernen wird ab einem bestimmten Punkt auf einmal mühsam, und im Fitness-Studio bleiben die Gewichte gleich.

Die häufigste Ursache dafür ist, dass wir glauben, »nebenbei« lernen zu können, ohne bewusst Ziele festzulegen oder uns Hilfestellungen durch Mentoren, Lehrer oder Trainer (Coaches) geben zu lassen. Selten sind wir während des Lernens ganz auf das Lernen fokussiert. Kurzum, wir lernen oft nicht gezielt und bewusst genug. Wer also langfristig seinen Lernerfolg positiv und effektiv verbessern will, egal ob in Schule, Studium, Ausbildung, Beruf oder um im Alter geistig fit zu bleiben, muss sich feste Lerngewohnheiten zulegen und sich mit voller Fokussierung den Übungen selbst widmen.

Anders Ericsson, einer der weltweit bekanntesten Lernexperten, geht davon aus, dass man jeden Tag eine Stunde konzentriert lernen und üben muss, um es auf einem Gebiet zur Meisterschaft zu bringen. Nur so kann man ein Experte werden und sein Gehirn optimal trainieren. Das ist nicht nur eine Frage des konzentrierten Übens, sondern auch der Motivation. Um diese hochzuhalten, sollte man sich die Gründe, warum man etwas Bestimmtes zu erlernen versucht, immer wieder vor Augen halten. Es hilft auch, Zeitgewohnheiten zu etablieren, also schon im Voraus die Zeiten für das Üben und Lernen fest zu reservieren – die dann auch frei von anderen Ablenkungen (Smartphone wegpacken und ausstellen!) sein sollten. Kurzum, durch gut strukturierte Tagesabläufe kann man sein Lernverhalten nachhaltig beeinflussen – das Gehirn ist ein »Gewohnheitstier«, das macht es am Anfang schwer, mit seinen Nicht-Lerngewohnheiten zu brechen; doch wenn man begonnen hat, Ort und Zeiten für das Lernen oder Üben festzulegen, »sehnt« sich das Gehirn regelrecht nach dieser Regelmäßigkeit, sodass man am Ende von diesen Gewohnheiten profitieren kann.

Ericsson meint sogar zeigen zu können, dass man nur mit voller Konzentration auf die zu lernende Aufgabe die Kompetenz wirklich steigern kann. Seine These ist, dass so gut wie jedes »Genie« auf einem Gebiet sein »Genietum« (Expertentum) durch Üben, Üben und nochmaliges Üben erlangt hat. Allerdings nicht durch stumpfes, geistloses Wiederholen, sondern durch gezieltes Üben, bei dem immer auch der eigene Lernfortschritt überprüft bzw. hinterfragt wird. Es ist also hilfreich, sich in seiner Leistungsfähigkeit regelmäßig zu testen, egal ob in Sport, Wissenschaft, Musik, Kunst oder Beruf.

Aber Vorsicht: Es geht bei all dem nicht um Verbissenheit und Testen allein. Spaß und ein Lernziel, Freude am Erlernten und Fokussierung sind keine Gegensätze. Und auch eine gewisse Zerstreuung (De-Fokussierung) kann den Lernerfolg steigern, aber bitte erst nach und vor Phasen der vollen Aufmerksamkeit, Konzentration und Fokussierung.

Dies gilt es auch zu bedenken, wenn wir uns beschweren, dass wir nicht mehr so gut lernen können, wie wir es – nach unserer Auffassung – noch als Kinder und Jugendliche gekonnt haben. Denn seien wir ehrlich: Wie oft versuchen wir, ununterbrochen am Stück konzentriert so zu lernen, wie wir es als junge Menschen oder Kinder vermochten? Wer als Erwachsener etwas Neues lernen möchte, ist dabei oft an mindestens zwei anderen simultanen Geistesorten beschäftigt – entweder parallel als vermeintlicher Multitasker, oder das

Arbeitsgedächtnis ist angefüllt mit Aufgaben, die man alle noch erledigen möchte oder muss. Wer nur einen Bruchteil seiner Speicherkapazitäten für das Lernen zur Verfügung stellt, weil ein Teil des Gedächtnisvolumens an anderen Aufmerksamkeitsorten ist, kann auch nur suboptimal lernen. Aus diesem Grund: Sobald Sie merken, dass Ihr Arbeitsgedächtnis angefüllt ist mit Gedanken an zu erledigende Aufgaben, schreiben Sie diese auf einen Zettel und fokussieren Sie sich dann wieder auf das Lernen. Testen Sie sich und messen Sie, wie gut Sie wirklich noch lernen können, indem Sie versuchen, sich beim Lernen, Trainieren, Üben zu fokussieren, und Ihre Achtsamkeit darauf lenken, was Sie an Kompetenzen erwerben möchten. Meiden Sie unnötige Unterbrechungen, um dem Abschweifen der Gedanken zu widerstehen.

Es klingt trivial, aber in unseren Gedächtnissystemen kann nur abgespeichert werden, was wenigstens einmal solide verarbeitet wurde. Vor allem ist die sogenannte elaborierte Kodierung besonders erfolgreich. Man kann sich diese vorstellen wie eine besondere Form von Aufmerksamkeit, die wir dem Lerninhalt widmen, indem wir ihn noch mal durchdenken und neue Informationen in ein vorhandenes Wissenssystem aktiv einbauen. Dies fördert die Fähigkeit des Gedächtnisses, sich an solche Fakten und Begebenheiten gut zu erinnern. Hierzu gehört auch, dass wir uns eingehend Gedanken über neue Informationen machen und sie mit schon vorhandenem Wissen zu verknüpfen versuchen; das sorgt dafür, dass wir später das neue Wissen oder die erlernte Fähigkeit nicht so leicht wieder vergessen. Schon beim Lernen selbst sollten wir nach bekannten Assoziationen suchen, um das neue Wissen so in unsere neuronalen Netze einzubauen, dass wir es später auch sicher – eben genau über diese Assoziationen – abrufen können. Die bloße Absicht, sich an etwas zu erinnern, reicht nicht aus. Will man sich einen bestimmten Kundennamen merken, so reicht es nicht, sich nur vorzunehmen, sich den Namen zu merken, sondern man muss eine elaborierte Kodierung vornehmen, indem man sich fragt: Wo habe ich die Person getroffen? Wonach klingt der Name? Wofür ist der Kontakt wichtig, und welches Gesicht gehört zu dem Namen?

Vor allem Bedeutungen sind für unsere Gedächtnisfähigkeit wichtig, denn wenn Umstände und Fakten eine Bedeutung für uns haben, lösen sie genau die Prozesse aus, die die spätere Erinnerung erleichtern – und das kann man durch eine elaborierte Kodierung noch verbessern. Wer also beim Lernen den Gehirn-Autopiloten eingeschaltet hat und nicht im Detail auf die neuen Informationen achtet, bezahlt dies später damit, dass er nur wenige Erinnerungen wieder abrufen kann. Ein gutes Beispiel sind hier Münzen und Geldscheine, deren Bilder und Grafiken auf den Vorder- und Rückseiten wir meist nicht benennen können, obwohl wir täglich mit ihnen hantieren, da wir uns nicht auf die Details konzentrieren.

Wagen wir einmal einen Blick ins Gehirn: Hier stärkt die elaborierte Kodierung vor allem den linken präfrontalen Kortex und den Hippocampus, die beide diese Form der aktiven und bewussten Verarbeitung vornehmen. Diese Areale lenken während eines neuartigen Ereignisses unsere Aufmerksamkeit auf die neuen Reize und stellen ein Netzwerk von semantischen Assoziationen und Kenntnissen zur Verfügung, um Neues einzuordnen und assoziativ abzuspeichern. Gleiches macht der Mandelkern (Amygdala) bei den daran beteiligten Gefühlen. All das beeinflusst, was wir erinnern können. Und je mehr Erfahrungen und Wissen wir abgespeichert haben, umso leichter fällt es uns, neue Kompetenzen zu erwerben.

Für bewusstes Lernen, Üben und Trainieren gilt zusammengefasst:

- Konzentrieren Sie sich auf die Lerneinheit wirklich(!) und fokussieren Sie sich darauf, Ablenkungen aus der Umgebung und aus dem eigenen Kopf wegzuräumen.
- Suchen Sie zeitnahes, effektives Feedback: Testen Sie sich selbst und lassen Sie sich Rat geben oder von anderen testen.

- Definieren Sie klare Zwischenziele und ein langfristiges Ziel, wo Sie hinmöchten, sonst weiß das Gehirn nicht, worauf es fokussieren soll.
- Setzen Sie sich gedanklich und inhaltlich mit dem Lernstoff, dem Training und der bisher erreichten Leistung auseinander.
- Arbeiten Sie gezielt auch an Ihren Schwächen, zu oft wollen wir nur verstärken und verbessern, was wir eh schon gut können.
- Etablieren Sie feste Lern-Gewohnheiten, wann Sie was, wo und wie üben oder trainieren möchten: Das erleichtert es, Ausdauer zu entwickeln und nachhaltig zu lernen, ohne die Aufgaben ständig zu verschieben (tägliche Rituale). Es müssen nicht gleiche Zeiten und Orte am Tag sein, aber es sollte am Anfang der Woche oder des Tages festgelegt werden, welche Zeiten dem Lernen vorbehalten sind.

Pausen, kurze Lernintervalle und andere elegante Tricks des Übens

Wer würde nicht gerne sein Gedächtnis in der Hälfte der Zeit trainieren, die man üblicherweise zum Lernen braucht? Das zu versprechen klingt fast wie unlautere Werbung für eine Lernmethode, die man verkaufen möchte, aber das liegt mir fern. Man braucht keine bestimmten Werkzeuge und auch kein Geld, um die Hälfte der Lernzeit zu sparen, sondern lediglich Planung und Disziplin. Dabei gilt, dass manchmal weniger dann doch mehr ist. Als Lernende versuchen wir oft, möglichst viel auf einmal abzuarbeiten, und stopfen jede Lerneinheit randvoll mit Informationen, meist kurz vor einem Test, einer Präsentation oder Prüfung. Wer aber wirklich Zeit sparen will, sollte besser zu verteiltem, gestaffeltem Lernen greifen. Was ist gemeint? Statt also 100 Vokabeln an einem Tag durchzupauken, lernt man lieber nur 10 pro Tag, und das auch noch mit zeitlichem Abstand.

Warum? Wir lernen effizienter und nachhaltiger, wenn die Lerneinheiten kürzer sind, wir häufig den Lernstoff wiederholen und zwischen den Einheiten größere Zeitabstände liegen. Genau dies bezeichnen Lernforscher als »verteiltes Lernen«. Wir erinnern mehr und auch präziser, wenn wir den Lerninhalt auf kleinere Portionen verteilen. Auf diesem Wege kann man die Menge, an die wir uns erinnern, verdoppeln – und das auch noch langfristiger, im Unterschied zum reinen Prüfungslernen, das häufig nach der Prüfung bereits vergessen ist.

Wie wir alle wissen, ist es uns auch möglich, das sogenannte Bulimie-Lernen zu praktizieren; unser Kurzzeitgedächtnis ist ja belastbar, aber es ist nicht beständig – das haben die meisten von uns auch schon erfahren müssen. Diese zeitlich versetzten Wiederholungen erhöhen die Chance, verschiedene Hinweisreize des Lernkontextes in die Assoziationsketten des gelernten Stoffes einzubauen. Je mehr solcher Hinweise es gibt, desto assoziativer und damit leichter kann man erinnern. Wenn man nämlich die Fakten an verschiedenen Tagen wiederholt, wechselt auch der Kontext, in dem diese Lernübungen durchgeführt werden, häufiger (Stimmung, Situation, Licht, Wetter, Gerüche), und dies erhöht die Wahrscheinlichkeit, den Lernstoff auch assoziativ erinnern zu können. Der Lerninhalt wird immer wieder neu in den Lernkontext gepackt. Nach vielen Wiederholungen gibt es entsprechend viele Assoziationswege zu den neuen Lernorten im Gehirn.

Es gilt hierbei folgende Faustregel: Je weiter die Prüfung entfernt ist, umso größer sollte der Abstand zwischen den Lernintervallen sein! Allerdings sollte man die Lernpausen auch nicht zu lang ausdehnen, sonst muss man zu viel wieder neu lernen. Optimal ist es, den Lernstoff zu wiederholen, kurz bevor er komplett verblasst. Dabei kann man als grobe Planung fünf bis sieben Wiederholungen einplanen; das reicht meist, um das Wissen nicht nur sicher in der Prüfung, dem Vortrag oder Test parat zu haben, sondern auch einen großen Teil im Langzeitgedächtnis zu speichern. Dabei sollten die erste und auch die zwei Wiederholung noch relativ eng zusammen-liegen (sonst wird es zu mühsam).

Ein anderer Effekt besteht darin, dass wir uns aufgrund der relativ langen Pausen zwischen den Lerneinheiten beim Lernen selbst mehr anstrengen müssen. Es ist hierbei mühsamer für das Gehirn, neu Ge-lerntes von vor drei Tagen zu erinnern, als wenn wir es erst gestern (oder vor einer Stunde) wiederholt hätten. Doch diese Anstrengung belohnt das Gehirn mit höherer Lebensdauer, also mit der Einspei-cherung des Gelernten ins Langzeitgedächtnis. Aus evolutiver Sicht kann man sich das so vorstellen: Wenn ein Ereignis über längere Zeit-räume immer wieder auftaucht, ist es für das Gehirn sinnvoll, es auch langfristig abzuspeichern.

Zeitlich-verteiltes Lernen ist besonders wirksam, wenn wir uns etwas komplett Neues beibringen müssen. Für einzelne Wiederho-lungen sollte man hierbei Pausen zwischen den Lerneinheiten einfü-gen, am besten mehrere Tage, dann erinnert man sich besonders nachhaltig (auch wenn es sich am Anfang frustrierend anfühlt, da man zwischen den Einheiten immer wieder viel vergisst). Der Zeit-Rhythmus der Wiederholungen könnte so aussehen: Die erste Einheit etwa zwei Tage nach dem ersten Lerndurchgang wiederholen; die zweite Wiederholung eine Woche später anstreben; den dritten Lerndurchgang erst nach einem Monat (Sie sehen, es bedarf langfris-tiger Planung!). Es ist also effektiver, den Lernstoff mit größeren Ab-ständen zu wiederholen, als direkt jeden Tag hintereinander. Also nicht zehn Wiederholungen an zehn aufeinanderfolgenden Tagen, sondern besser jeden zweiten Tag lernen und besser nur einmal am Tag als zweimal – mit ständig länger werdenden Intervallen.

Oder nehmen wir an, Sie hätten 14 Tage Vorbereitungszeit für eine Prüfung oder einen wichtigen Test. Optimal wäre es, die für zwölf Stunden geplante Lernzeit wie folgt aufzuteilen: drei Stunden am ersten, am zweiten, am siebten Tag und drei Stunden am zwölften Tag (und dieser sollte zwei Tage vor einer Prüfung liegen). Auf diese Art und Weise kann man den gleichen Lerneffekt erzielen wie jemand, der 15 Stunden in zwei Tagen gelernt hat. Kontrollierte Studien haben ergeben, dass man mit dieser Methode des Intervalllernens absolut gesehen also drei Stunden weniger Lernzeit benötigt – und ganz nebenbei bleibt das Gelernte damit auch länger im Langzeitgedächtnis. Man hat den gesamten Lernstoff also nicht nur für die Prüfung gelernt. Allerdings hat diese Methode auch ihren Preis, denn man muss sein Lernen langfristig organisieren, vorausschauend planen und diszipliniert sein.

Prüfungen und Tests früh suchen, nicht den Leistungstest meiden!

Es gibt noch einen spannenden Befund der modernen Lernforschung: Eine Prüfung über ein Thema zu absolvieren, bevor man mit dem Lernen angefangen hat, erhöht die anschließende Lernleistung, so anti-intuitiv das zunächst klingen mag. Hierbei spielt eine Rolle, dass das Gehirn immer nach Mustern sucht; es will nicht jedes Detail abspeichern, sondern sucht immer nach den dahinterliegenden Gemeinsamkeiten (Schemata, Muster). Was liegt der einzelnen Beobachtung als gemeinsames Vielfaches zugrunde? Das ist eine klassische Frage unseres Gehirns an die Welt. So entstehen im Laufe der Kindheit und Jugend immer abstraktere Begriffe, vom WauWau über den Hund bis zum Säugetier bilden wir größere Gruppen, aber immer noch mit der Suche nach Gemeinsamkeiten für Oberbegriffe. Wir versuchen, Abläufe vorherzusagen und in Handlungen anderer zu verstehen, was diesen zugrunde liegt. Gleiches gilt für Objekte, die wir in einer komplexen Umgebung erkennen.

Und all das trifft auch auf den Lernstoff zu, den wir zu bewältigen versuchen. Dabei helfen Test und Prüfungen am Anfang und während des Lernens, die das Gehirn herausfordern. Es kann am Anfang die Muster (die Konzepte) hinter dem Gelernten noch nicht erkennen – der Lernstoff ist ja neu. Daraufhin schaltet das Gehirn bei jeder weiteren Lerneinheit nach dem Eingangstest auf Hyperdrive, es will die dahinter verborgenen Strukturen erkennen, Muster deuten und vorhersagen können. Das Gehirn giert geradezu nach Struktur, und wenn es diese nicht finden kann, bedeutet dies zwar kurzfristig Stress, aber unser Gehirn reagiert mit einer produktiven Dynamik, um die »Ordnung im Kopf« wiederherzustellen. Und genau das kann man frühzeitig und dann kontinuierlich beim Lernen durch Tests und eigene Zwischenprüfungen nutzen.

Hinzu kommt, dass der sicherste Weg, neues Wissen zu behalten, darin besteht, es aktiv wiederzugeben. Erklären Sie anderen, was Sie gelernt haben, und lassen Sie sich Löcher in den Bauch fragen, wie es in vorherigen Kapiteln schon beschrieben wurde. Dabei bemerkt man auch am ehesten, was man noch nicht verstanden hat. Neu ist, dass Tests und Selbstprüfungen sogar dann anschlagen, wenn man eigentlich noch gar nicht viel über ein Thema weiß: In einem Experiment baten Forscher Probanden vor einer Lerneinheit zu erklären, was sie über das betreffende Thema wussten. Von der folgenden Lektion blieb mit der Trockenübung deutlich mehr hängen als ohne! Offenbar hilft die gedankliche Vorbereitung später, neue Informationen in das bereits Bekannte einzubetten. Es gilt also: Teste dich selbst, und zwar möglichst früh in einer neuen Lerneinheit! Der amerikanische Lernforscher Herbert F. Spitzer konnte überzeugend belegen, dass Prüfung/ Tests/Sich-abfragen-lassen schon am Beginn einer Lerneinheit (selbst wenn man hier viele Antworten raten musste) die Abrufleistung langfristig (und darauf kommt es an) um 30 Prozent steigern kann.

Natürlich sind diese frühen Prüfungen, Tests oder Selbstbefragungen eine Lernmethode und nicht so sehr zur Leistungsmessung gedacht; das kommt dann erst im letzten Drittel der Lernphase. Was vor allem gilt, ist, dass der Lernrhythmus aus Testen/Lernen/Testen besser ist als Lernen/Lernen/Lernen/Testen!

Wenn wir Gedächtnisinhalte in einer Testsituation abrufen, speichern wir diese Inhalte im Gedächtnis erneut – und zwar mit anderen verwandten Fakten. Damit werden auch die Inhalte neu vernetzt. Wichtig zu wissen ist in diesem Kontext, dass mit dieser Methode des Lernens durch häufiges Testen das Erinnerungsvermögen verbessert wird. Das Lernen mithilfe der Abrufpraxis (Testen/ Lernen/Testen) macht das Gelernte sogar resistenter gegen Stresssituationen, wie verschiedene Studien ergeben haben. Es hat sich sogar gezeigt, dass Stress unter diesen Umständen die Lernleistung sogar fördert kann! Je tiefer das Wissen kodiert ist, umso stressresistenter ist der Abruf!

Gute alte Karteikarten können hier zum Testen besonders hilfreich sein. Die besten Tests für einen selbst sind so angelegt, dass diese einen zwingen, aus verschiedenen Möglichkeiten eine richtige Antwort auszuwählen. Wichtig ist dabei, dass sofort eine Rückmeldung erfolgt, ob die Antwort richtig oder falsch ist. Es ist auch eine Art Prüfung, das Gelernte vor einem Kollegen, Mitschüler oder Freund laut aufzusagen – sogar vor dem Spiegel kann man sich selbst als Prüfer und Prüfling testen. Man versteht etwas am besten, wenn man es anderen erklärt hat, auch wenn »der/die andere« das eigene Spiegelbild ist!

Lernen und Bücherkultur – nicht alt, nicht neu, aber wirkungsvoll

Aktuell stellt sich die Frage, ob man beim Lernen noch Bücher braucht oder ob nicht digitale Medien mit ihren leuchtenden Bildschirmen den Lernweg der Zukunft darstellen. Daraus ergibt sich eine in digitalen Zeiten spannende Frage: Kann man an Flachbildschirmen genauso gut lernen, wie man aus Büchern lernen könnte? Die Antwort lautet Jein – man kann natürlich wunderbar mit digitalen Medien Fakten nachschlagen und sich Gelesenes am Bildschirm merken. Wir alle machen das jeden Tag. Aber Vergleichsstudien zeigen tatsächlich, das unabhängig von Gewohnheit und Alter das Lernen aus Büchern immer noch Vorteile hat.

Aber wie kann das sein? Eine Erklärung könnte in der dreidimensionalen Anordnung eines Textes in Büchern liegen und darin, dass nicht nur unser Gehirn an Prozessen der Informationsaufnahme beteiligt ist, sondern alle Sinne und unser gesamter Körper. Wissenschaftler bezeichnen dies als »embodied cognition«, das heißt, auch Denkvorgänge haben eine körperliche Komponente. Wer ein Buch in der Hand hält, registriert ein bestimmtes Gewicht, eine bestimmte Form, eine für ein bestimmtes Buch spezifische Materialoberfläche wie zum Beispiel die Glätte des Papiers (ein Tablet wiegt unabhängig vom E-Book immer gleich viel und hat immer die gleiche Form). Unsere Augen nehmen wahr, wie die Dicke des Buches auf der linken Seite zunimmt, auf der rechten Seite verliert. Wir riechen das Buch sogar (Lösungsmittel, Druckverfahren, Alter, Umschlag), und all dies geht in die Verarbeitung des gelesenen Textes ein und hilft so assoziativ, die Fakten und vor allem die Vernetzung zwischen einzelnen Fakten wieder abrufen zu können. All diese kleinen Hinweise bilden zusammen eine mächtige Assoziationsspur zu den Inhalten – im Unterschied zu Flachbildschirmen, die immer gleich aussehen, sich gleich anfühlen und gleich riechen. Bei einem Buch können wir zudem noch sagen, in welchem Bereich, wo auf der Seite wir etwas gelesen haben. Die Wahrnehmungsvielfalt geht also bei gedruckten Büchern weit über den Text hinaus! Und entsprechend fehlen viele sinnliche Reize und Assoziationen, wenn wir am Smartphone, Tablet, E-Reader oder Laptop lesen: Das Format ist unabhängig vom gelesenen Stoff genau wie das Gewicht und der Geruch immer gleich. Zudem bleibt das Lesefeld immer auf ein oder zwei Seiten beschränkt, gerade beim Scrollen im Text verliert man so schnell den Überblick; man hat kein Gefühl mehr dafür, wie weit man vor oder zurück »blättert« – Informationen, die dem assoziativen Gedächtnis dann fehlen. Sicher kann man auch so Neues lernen, aber es bleibt eine sehr abstrakte, quasi top-down Version des Lernens; es fehlt der bottom-up-Prozess über unsere körperlichen Sinne. Das ist so, als würde man einen Spaziergang durch die Stadt mit verbundenen Augen absolvieren: Natürlich bekommt man auch dabei eine Menge mit, aber es ist ungleich mühsamer, alles nur vor dem inneren Auge sehen zu können und die Gespräche, die man gehört hat, nur abstrakt ohne Ortsinformationen abzuspeichern. Wie soll man so zum Bespiel die Reihenfolge der Gespräche wiedergeben, wenn die Landmarken fehlen, wo die Gespräche stattgefunden haben?

Die Begründung für die Überlegenheit des Buches liegt also neurobiologisch darin, dass auch unser Faktengedächtnis auf Gehirnstrukturen beruht, die evolutiv dem räumlichen Gedächtnis entstammen. Und das Lesen von Texten geschieht eben nicht nur mit dem Auge, sondern auch hier sind alle Sinne beteiligt und helfen beim Abspeichern, Assoziieren, Abruf von Information und Fakten sowie vor allem bei Zusammenhängen zwischen verschiedenen Phänomenen.

Wenn wir etwas aus einem Buch erinnern, rufen wir das Bild der Seite im Buch auf. Ein offenes Buch bietet eine Reihe von individuellen Landmarken, die den Abruf verbessern. Die Dicke des Buches zwischen gelesenen und ungelesenen Seiten hilft, eine kohärente räumliche Karte des Gelesenen zu bilden (Raumgedächtnis). Ein(e) Buchleser/in kann schnell Seiten wechseln, um zu einer bestimmten Stelle zu gelangen, ohne die räumliche Orientierung zu verlieren. Nicht uninteressant ist auch der Umstand, dass Lichtreflektion auf Papier für das menschliche Auge weniger ermüdend ist.

Übrigens ist das Lesen selbst schon ein fantastisches Trainingsprogramm für das Gehirn – in diesem Fall ist es egal, ob Papier oder elektronisch. Zum einen stärkt Lesen die Konzentrationsfähigkeit, da sich der Kontext einer Buchseite nur etwa alle drei Minuten verändert, denn so lange braucht man im Durchschnitt für eine Seite. Dies steigert die Konzentrationsfähigkeit und stärkt damit das für die Funktionalität des menschlichen Gehirns so wichtige Arbeitsgedächtnis. Hinzu kommt, dass wir uns in einem Buch merken müssen, was zuvor geschehen ist; wir sind gezwungen, uns die Szenerie der Handlung selbst im Geiste ausmalen, was zudem das räumliche Vorstellungsvermögen stärkt. Auch der so wichtige orbitofrontale Anteil des Stirnlappens wird gestärkt. Dieser Bereich der Großhirnrinde wird nicht nur oft in Zeichnungen des Gehirns vernachlässigt, da er sich nach unten umklappt wie eine Schirmmütze, bei der der Schirm nach innen geklappt ist. Er bleibt zudem untrainiert, wenn wir nicht ständig üben, uns in die Köpfe (Gedanken und Gefühle) anderer Menschen zu begeben. Und genau das machen wir, wenn wir Geschichten lesen.

Kurzum, Lesen macht klug und ist ein wunderbares Trainingsprogramm, um gleich mehrere Gehirnleistungen zu verbessern:

- Dazu gehört als Erstes das Arbeitsgedächtnis, das durch Lesen gestärkt wird. Wir müssen zum einen Geschichten, Figuren und Handlungsstränge im Kopf behalten, Botschaften und Teile der Geschichte herauslesen, um einem Roman folgen zu können (bei Sachbüchern müssen Argumentationsketten verfolgt werden). Dabei wird auch immer der Stirnlappen aktiviert und dadurch trainiert.
- Dies stärkt außerdem das verbale Gedächtnis. Es hilft uns, Gesprächen länger zu folgen oder die Inhalte längerer Sätze im Arbeitsspeicher aufzubewahren. Wir werden so zu besseren und aufmerksameren Zuhörern.
- Kinder, die viel lesen, verarbeiten so vier bis fünf Millionen Wörter im Jahr; »Wenigleser« schaffen es dagegen nur auf 50 000 geschriebene Wörter. Es ist schlicht die Masse des Lesestoffes, der es hier erlaubt, wirkmächtige Routinen zu entwickeln. Ein geübter Leser kann 300 geschriebene Wörter pro Minute erfassen, das Sprechen selbst geht meist nicht schneller als »nur« mit 150 Wörtern pro Minute, sodass Lesen wesentlich schneller sein kann, als einem Podcast zuzuhören.
- Wer viel liest, kann auch besser antizipieren, was jemand sagen wird, da der Beginn eines Satzes und bestimmte grammatikalische Strukturen erahnen lassen, wie Sätze weitergehen und wahrscheinlich beendet werden.

- Wir werden so nicht nur beim Zuhören und Lesen schneller, sondern können auch Gedankengänge besser verfolgen.

Digitale Spracherkennung, Podcasts und Videos sind tolle Ergänzungen unseres Privat- und Arbeitslebens. Wir müssen nur aufpassen, dass wir die Fähigkeit, zu lesen und zu schreiben, nicht verlieren. Sie gehören zu den größten Kulturleistungen der Menschheit – und sind wichtige Hilfsmittel für unser Gedächtnis.

Wann sich und andere belohnen?

Aristoteles unterschied zwei Wege, die zum menschlichen Glück führen. Einer steht im Einklang mit dem eigenen »Schutz«-geist (Daimon), der eudaimonische Weg, der vor allem auf langfristige Befriedigung der menschlichen Wünsche ausgerichtet ist. Im Gegensatz dazu steht der »hedonistische« Weg, der auf schnelle Befriedigung sinnlichen Genusses abzielt. Aristoteles hat hier eine klare Präferenz, er fand nur den eudaimonischen Weg akzeptabel.

Evolutiv sind beide Arten des menschlichen Handels in unserem Gehirn angelegt. Wir brauchen die positive (oder auch negative) Rückmeldung über eine Handlung immer auch sofort – wer die leckere, nahrhafte Frucht nicht genießt und wieder sucht, ist genauso wenig unser Vorfahre wie derjenige, der Ungenießbares oder Giftiges nicht sofort ausspuckt. Auf der anderen Seite ist es von großem Vorteil, auch im Voraus planen zu können und nicht jedes gefundene Samenkorn sofort zu essen, sondern einige auch einzupflanzen, um nach Wochen oder Monaten reichlich zu ernten. Aber dieses langfristige Planen und damit Verschieben von kurzfristigen Belohnungen ist evolutiv neu und verliert oft gegen ein hedonistisches Urgestein aller Gehirnstrukturen. Gemeint ist das limbische System, das vor allem auf sofortige, zumindest aber schnelle Befriedigung seiner Ziele setzt. Also auf schnellen Lustgewinn. Unser Gehirn ist nicht darauf eingestellt, zukünftige Belohnungen konkret und greifbar zu verarbeiten, sondern es verarbeitet die Vorstellung seines zukünftigen Ichs leider so, als wäre das eine fremde Person – genau hier liegt eines der Probleme! Der durchtrainierte Körper ist noch fern, das angenehme Gefühl, auf dem Sofa liegen zu bleiben, ist jedoch sehr konkret. Kein Wunder, dass man sich nur schwer aufraffen kann! Hier könnte man jetzt für sich oder andere meinen, dass Belohnungen helfen. Die Logik dahinter: Die Aussicht auf einen Bonus ist schließlich ein kurzfristiger und sehr konkreter Grund, um sich anzustrengen, Das Problem besteht nun darin, dass Belohnungen einen unangenehmen Nebeneffekt haben – sie motivieren für das Falsche, nämlich dafür, die Belohnung zu erlangen, und eben nicht dafür, die beste Leistung zu erzielen bzw. in einer Tätigkeit selbst eine Befriedigung zu sehen! Die meisten Belohnungssysteme missverstehen also unser Gehirn und behandeln uns wie dressierbare Automaten. Dabei zeigen alle heutigen Untersuchungen auf diesem komplexen Gebiet, dass wir uns nicht für externe Belohnungen am meisten anstrengen, sondern immer dann, wenn wir die Chance haben, aus freien Stücken besser zu werden und dafür soziale Anerkennung erhalten. Zahlen belegen dies eindrücklich: In Deutschland sind über eine Million Menschen in der freiwilligen Feuerwehr, wir machen in unserer Freizeit Musik, engagieren uns ehrenamtlich oder zahlen viel Geld fürs Fitness-Studio – und zwar nicht, weil uns jemand dafür belohnt, sondern weil es uns etwas gibt, das man nicht bezahlen kann: Das Gefühl, jemanden aus einem brennenden Haus zu retten oder einen Marathon zu beenden, kann man nicht kaufen. Viel wichtiger als Motivation über spezielle externe Reize zu »schaffen« ist es also, De-Motivation zu vermeiden und etwas zu finden, für das man sich selbst motivieren kann!

Eindrücklich hat die Psychologin Carol Dweck von der Stanford Universität dies belegt. Sie teilte Schüler und Studenten in zwei Gruppen ein. In der einen Gruppe erhielten die jungen Probanden nach dem Lösen von Mathematikaufgaben immer Lob, unabhängig davon, wie viele Aufgaben sie auch wirklich richtig gelöst hatten. Die zweite

Gruppe traf es härter, die Probanden wurden am Ende der Übungsstunden immer dafür getadelt, noch nicht genug Aufgaben geschafft zu haben. Führt also wiederholtes Scheitern in der 2. Gruppe zu Hilflosigkeit und Stress, wenn schwierige Aufgaben zu lösen sind? Und hat die 1. Gruppe so viel Selbstvertrauen getankt durch das viele Lob, dass Probanden auch bei schwierigen Aufgaben nicht aufgeben werden? Weit gefehlt! Die 1. Gruppe, die ständig für ihre Ergebnisse (unabhängig vom Einsatz, den sie gezeigt haben) gelobt wurde, blieb in ihrer Motivation, sich auch an schwierige Aufgaben heranzuwagen, unverändert – die Probanden versuchten nicht länger, die Lösung auf unüberwindlich erscheinende Aufgaben zu finden, als beim ersten Test. Ganz im Unterschied dazu die 2. Gruppe, die ja mit viel Frust umgehen musste. Hier suchten die Probanden deutlich länger als zu Versuchsbeginn nach Lösungen, und zwar auch bei schwierigsten Aufgaben. Es scheint fast so, als hätten sie gelernt, ihr ursprüngliches Scheitern als Ansporn für weitere Versuche zu nehmen, und nicht dafür, dass ihnen ja sowieso das Talent fehlt, um auch schwierige Aufgaben lösen zu können.

Wir tragen also alle ein Bild von uns im Kopf herum, und dieses Bild wird auch bestimmt durch die Rückmeldungen, die wir von anderen bekommen. Die Schlussfolgerung daraus ist übrigens nicht, dem amerikanischen Traum nachzuhängen, dass aus jedem Tellerwäscher ein Millionär werden könnte, sondern seine Leistungsbereitschaft daran auszurichten, dass man auch bereit ist, Fehler zu machen, zu scheitern und jeweils zu fragen, warum man gescheitert ist, worin der Fehler lag und warum er passiert ist.

Aus Fehlern zu lernen und dies als Ansporn und nicht als Frustration zu sehen bedingt, dass man lernt, ein dynamisches Selbstbild zu entwickeln – denn nur dadurch lernt man, die eigene Erwartungshaltung immer wieder an der tatsächlichen Leistungsfähigkeit neu zu justieren. Und oft wird man merken, dass man sich für zu schlecht gehalten hat, nur weil man die Bilder anderer Menschen über sich vor Augen hatte. Das Fatale daran ist, dass unser Gehirn diese

Selbstevaluierung mit einrechnet, wenn es darum geht, wie viel Energie und Aufmerksamkeit einer Tätigkeit zugeteilt wird – trauen wir uns nicht viel zu, investiert das Gehirn auch nicht viele Ressourcen! Dieses »nicht wirklich an sich glauben« wird so zu einer selbsterfüllenden Prophezeiung. Und auch umgekehrt gilt: Trauen wir uns etwas zu oder haben keine Angst vor dem Scheitern, weil wir auch aus Fehlern lernen, ist unsere objektive Leistungsfähigkeit tatsächlich höher. Aber nicht nur das: Ein dynamisches Selbstbild, das keine Angst hat, etwas Neues zu lernen, da Fehler und Misserfolge eingeplant werden, bietet viele Vorteile:

- Man hat bessere Chancen, erfolgreich zu lernen.
- Im Beruf ist es leichter, es weit zu bringen.
- Man bleibt emotional ausgeglichener.
- Man erzielt bessere Gesundheitswerte.
- Es werden mehr und engere persönliche Beziehungen registriert; denn wer nicht ständig sein Talent beweisen muss, sondern keine Angst vor Misserfolgen hat, geht auch offener auf andere Menschen zu.
- Bezogen auf das erste Kapitel des Buches über Grit (Hartnäckigkeit) sei angemerkt, dass wir mit einem dynamischen Selbstbild auch länger durchhalten und ein Ziel verfolgen können.

Also keine Angst vor Mitmenschen, die bei einer Aufgabe, die wir gut gelöst haben, sagen: »Mensch klasse gemacht. Dein Einsatz war toll! Aber nun lass uns überlegen, in welchem Punkt du dich noch weiter verbessern könntest.«

Für Mentoren, Lehrer und Vorgesetzte gilt übrigens: Es zählt, was sie als Vorbild mit einem dynamischen Selbstbild vorleben, und nicht, was sie Jüngeren raten! Menschen in jedem Alter haben noch nie gerne auf Ratschläge von älteren Menschen gehört, aber keine Spezies auf diesem Planeten ist so gut im Nachahmungslernen wie wir Menschen!

Vom dynamischen Selbstbild aus ist es leichter, sich in schwierigen Situationen auch den notwendigen Mut zuzusprechen – da man das Überwinden von Fehlern positiv bewertet und in der Lage ist, seine eigene Erwartungshaltung an die reale Leistungsfähigkeit anzupassen und nicht in einem Korsett aus Talenten zu leben, die einem im Kindesalter wie ein Orakel zugesprochen wurden. Mit einem solchen dynamischen Selbstbild ist man ausdauernder. Dies entspricht auch dem, was die Neurowissenschaften über das Gehirn in Erfahrung gebracht haben: Unser Gehirn entwickelt sich ein Leben lang, es ist formbar bis hinunter auf die Ebene der Synapsen, und selbst Gliazellen, die Axone ummanteln, passen sich an – je mehr diese Axone verwendet werden, umso besser wird die elektrische Isolierung, was zur Folge hat, dass die Reizleitung schneller erfolgt. Wir können eine bestimmte Situation, mit der wir Erfahrung haben, schneller erfassen, schneller Handlungsalternativen entwickeln und schneller handeln. Und das alles nur, weil wir die Fehler, die wir am Anfang gemacht haben, als Ansporn und nicht als Stoppschilder gesehen haben.

Mit Gewohnheiten brechen

Bisher ging es darum, das Lernen, Abspeichern und Erinnern zu verbessern und dadurch die Gehirnleistung zu steigern.

Jetzt soll es um das Gegenteil gehen, nämlich etwas zu verlernen – und das auch noch aktiv! Verlernen erweist sich dabei als wesentlich schwerer, als etwas komplett Neues zu lernen. Kurzum, es geht um Gewohnheiten, Routinen bis hin zu Süchten und Vorurteilen, die manchmal Grundlage unserer denkerischen Freiheit sind, diese aber auch massiv einschränken können. Dabei geben Gewohnheiten und Routinen unserem Leben normalerweise einen Halt, denn sie stellen sicher, dass wir, ohne ständig innehalten zu müssen, reibungslos durch unseren Lern- und Lebens-Alltag kommen. Unser Gehirn berechnet die Welt um uns herum ständig, und wir reagieren fast automatisch auf die meisten Umstände auf der Basis bewährter Routinen und Gewohnheiten. Nicht nur, wenn es darum geht, schnell im Straßenverkehr zu reagieren, sondern auch wenn wir Rad und Auto fahren oder auf einer Tastatur tippen. Allerdings können unsere Gewohnheiten auch zur Sucht führen und unsere Essgewohnheiten ebenso wie unser Lernverhalten bestimmen.

Der Bereich des Gedächtnisses, über den wir hier – im Guten wie im Schlechten – reden, ist unser implizites oder prozedurales Gedächtnis. Es unterscheidet sich vom sprachbegabten und bewussten Gedächtnis (Faktenwissen und unseren autobiographischen Erinnerungen) dadurch, dass die hier abgespeicherten Abläufe, Wahrnehmungsmechanismen und Handlungen nur schwer der Sprache zugänglich sind. Das implizite Gedächtnis umfasst in einem riesigen Speicher alle gewohnheitsmäßigen Kenntnisse, die ein gemeinsames Merkmal haben: Sie sind weitgehend unbewusst.

Unser Gewohnheitsgedächtnis ist dabei wirkmächtig und einflussreich und bestimmt häufig unbewusst, wie wir uns entscheiden. Wir sollten es für die Leistungsfähigkeit unserer Gehirne nicht unterschätzen. Routinen sind erlernte Muster des Denkens und Handelns. Sie machen unser Handeln zu einem weit stärkeren Maß aus, als uns gemeinhin bewusst wird – mehr als 50 Prozent aller Entscheidungen an einem Tag erfolgen unbewusst und aus einer Routine heraus.

Um das noch mal aus einem anderen Blickwinkel heraus klarzumachen, sei eine weitere Abgrenzung zu Computermetaphern erlaubt: Im Unterschied zu Computern lassen sich menschliche Gehirne nicht in Prozesse, Programme und einen Speicher/ein Gedächtnis (Festplatte) unterteilen, denn diese »Bauteile« sind über die Verschaltungen unseres Gehirns ineinander verwoben. Im Hinblick auf Routinen wird dies besonders klar, denn gerade hier lässt sich die Festplatte (gespeicherte Routinen und Prozesse) nicht vom Prozessor trennen; was wir an Gewohnheiten gespeichert haben, ist in den Abläufen enthalten, die die Informationsverarbeitung überhaupt erst ermöglichen.

Den Versuch, mit Gewohnheiten zu brechen, darf man nicht auf die leichte Schulter nehmen; der Weg der Veränderung ist steinig. Warum reicht es eigentlich nicht, sich in diesem Kontext am 01.01. eines neuen Jahres etwas offensichtlich Gutes vorzunehmen und das dann auch umzusetzen? Um das zu verstehen, ist es wichtig, die Gehirnmechanismen von Gewohnheiten zu kennen. Zum einen verändern sich die Gehirnareale, die mit der Aufnahme und der Verarbeitung von sensorischer Information beschäftigt sind, also dem Input des Gehirns (Wahrnehmungslernen) durch häufiges Üben. Entsprechend verfügt ein Pianist in der Tat über eine größere und detailliertere Abbildung seiner Finger in der Großhirnrinde und kann genauer fühlen. Aber auch andere Stellen im Gehirn verändern sich, wenn sich Routinen ausbilden; dazu gehören auf der Handlungsebene vor allem Bereiche der nicht sprachbegabten Basalganglien unterhalb des Kortex. Die Aktivität dieser Gehirnareale gelangt meist nicht in unser Bewusstsein. Die Basalganglien sind weniger eine rein anatomische, sondern vielmehr eine funktionelle Einheit, bestehend aus Kerngebieten, die neben der Gewohnheitsbildung auf der Verhaltensebene auch der Bewegungskoordination dienen. Insgesamt kann man festhalten, dass die Basalganglien aktiv werden, wenn wir eine Gewohnheit ausgebildet haben. Der bewusstseinssteuernde Teil des Gehirns (besonders der präfrontale Cortex) wird in gleichem Maße inaktiviert, und zwar umso stärker, je mehr die Basalganglien aktiv werden. Das Arbeitsgedächtnis wird so zu einem großen Teil von der Arbeitslast befreit. Der Preis dafür ist aber, dass wir so schnell und unbemerkt zu Gefangenen unbewusster Routinen (und Süchte) werden. Vor allem entgeht uns dabei oft, welche Auslösereize zu einer bestimmten, manchmal sogar unliebsamen Routine führen.

Zu diesen unbewussten Routinen des Gehirns gehört das Priming. Hierbei hilft ein Hinweisreiz, eine Situation assoziativ und schnell einzuschätzen. Ebenso können wir Objekte und Wörter schneller erkennen, mit denen wir schon in Kontakt waren, ohne dass uns das bewusst wird. Wir betreten ein Lokal und wissen automatisch, wie die Abläufe dort üblicherweise sind; wir müssen uns diese gar nicht bewusst machen ebenso wie die Regeln des Straßenverkehrs. Diesen Lerneffekt bezeichnet mal als Priming (oder Bahnung). Wenn man also einen Hinweisreiz (priming) bekommt, kann man Gelerntes leichter abrufen, und vergleichbare Aufgaben lassen sich leichter lösen. Auf diese Art und Weise ist es einfacher, in einem Klassenzimmer auf dort gelerntes Wissen zuzugreifen als anderswo. Aber dazu gehört auch, dass wir unbewusst andere nachahmen – und auch selbst Vorbild für andere sind. Kinder, Jugendliche oder Mitarbeiter lernen unbewusst das besser, was man ihnen vorlebt, als das, was man ihnen mit Worten erklärt. Für dieses Nachahmungslernen sind sogenannte Spiegelneurone verantwortlich, die nicht nur aktiv sind, wenn wir selbst eine Handlung ausführen, sondern auch dann, wenn uns andere Menschen etwas vormachen. Und sie funktionieren umso besser, je vertrauter man mit einer Person ist, je mehr man sie akzeptiert und als authentisch erlebt.

Priming beruht also darauf, dass in den sensorischen Arealen des Gehirns die Information, die aktuell verarbeitet wird, schon vor-konfiguriert ist; das bedeutet, an der Eintrittspforte des Gehirns beeinflussen uns schon vorher Erlebtes und meist unbewusst Gelerntes. Ein bereits bekanntes Objekt wiederzuerkennen benötigt weniger neuronale Energie. In wenigen Strichen auf einem Blatt Papier ein Schiff zu erkennen fällt leichter, wenn man diese Aufgabe bereits einmal lösen musste. Neuronale Netze sind in der Lage, Muster, die sie wiedererkennen, schnell zu ergänzen. Das kann jedoch auch dazu führen, dass wir zu stark in Schemata denken. Vor allem ist wichtig zu wissen, dass bereits unsere Wahrnehmungsprozesse Regeln unterliegen, die uns nicht alle bewusst sind und die wir meist unbewusst erlernt haben, die aber unsere Wahrnehmung der Welt massiv beeinflussen. Manchen nehmen wir gar nicht wahr, da wir es nicht erwarten. Entsprechend erleben wir unsere Umwelt so, wie wir gelernt haben, sie zu sehen. Priming ist dabei zuallererst eine geschickte Methode des Gehirns, bei einer Reihe von Routinen das Arbeitsgedächtnis zu entlasten (wir müssen uns nicht bewusst auf etwas fokussieren), indem es die Anzahl der Neurone, die eine Aufgabe bearbeiten, so gering wie möglich hält. Dadurch verbessert sich unsere Wahrnehmung der Welt, und gleichzeitig bleibt der Ressourcenverbrauch niedrig. Beim Wahrnehmungslernen erinnert man bestimmte Charakteristika aufgrund von Vorerfahrungen besser; je vielfältiger die Erfahrungen sind, umso differenzierter reagieren wir auf unsere Umwelt und umso genauer sehen wir sie. Dies gilt für die Wahrnehmung von Musik (Rhythmen und Tonfolgen erkennen) ebenso wie für Botaniker oder Zoologen, die in freier Natur mehr Tiere und Pflanzen unterscheiden können als ein Laie.

Aber hier ist auch Vorsicht geboten! Lassen Sie sich nicht vorschnell von vermeintlichen Hinweisreizen verführen, sodass sie durch Routinen mit vorgefertigten Denkprozessen und Handlungen in eine überpauschalisierte Irre geleitet werden. Was wie eine Win-win-Situation aussieht, kann auch eine Sackgasse des Denkens bedeuten, denn durch Priming neigen wir manchmal dazu – ohne dass es uns bewusst wäre –, zu schnell zu urteilen und zu stark zu verallgemeinern, was zu Vorurteilen führt.

Es gilt auch zu bedenken, dass unser Gehirn in unserer Umgebung zunächst mal immer nach bekannten Objekten und Zusammenhängen sucht. Wir nehmen also vor allem das wahr, was unserer Erwartung entspricht. Wir widmen Informationen mehr Aufmerksamkeit, wenn diese unsere Vorerfahrungen bestätigen; dadurch entgeht uns häufig Wichtiges, das wir schlicht übersehen. Auf der einen Seite versuchen wir also, immer mehr Informationen pro Zeiteinheit über digitale Medien zu verarbeiten; jedoch macht uns das weniger offen für neue Informationen, da das Gehirn nur auf die Zusammenhänge schaut, die es schon zu kennen meint. Dieser »information overflow« schränkt uns darin ein, neue Erfahrungen zu sammeln. Wer dies überwinden will, muss immer wieder innehalten in seinen Handlungen und »counterclockwise« denken, also gegen den Uhrzeigersinn: Wie hätte ich noch reagieren können? Was könnte ein anderer Mensch gerade denken? Was könnten mögliche alternative Interpretationen für eine Handlung oder einen Ausspruch sein?

Vorurteile sind demnach ein gutes Beispiel für die Wirkmächtigkeit unseres unbewussten Gedächtnisses. Unser Gehirn versucht immer, unsere Umwelt zu kategorisieren und in einem Wust von Details das Gemeinsame zu finden. Dies führt schnell dazu, dass wir in allzu groben Schubladen denken. Manchmal reichen nur einzelne Erlebnisse oder Berichte anderer, um Menschen fremder Herkunft in grobe Kategorien zu stecken.

Es gehört zu den wichtigen Leistungssteigerungen unseres Gehirns, solchen Vorurteilen, Klischees und Stereotypen zu entgehen. Man kann Vorurteilen nicht entkommen, aber immer wieder kann man sich fragen, worauf eigentlich die Meinung basiert, die man von anderen hat – und nicht nur von anderen: Vorurteile wirken auch auf uns selbst zurück. Sagt man uns, wir seien in Mathematik nicht so begabt, kann dies zu einer selbsterfüllenden Prophezeiung werden. Die bloße Erwähnung dieses Vorurteils kann unsere Leistung deutlich verschlechtern. Dies zeigt sich zum Beispiel, wenn wir älter werden. Legt man älteren Probanden Aussagen über alte Menschen vor, wie etwa »alte Menschen haben graue Haare« oder »alte Menschen vergessen viel«, führt schon das bloße Lesen solcher Alters-Vorurteile zu Verhaltensänderungen, die von den Versuchsteilnehmen gar nicht bemerkt wurden. Sie bewegten sich nach dem Lesen solcher Sätze langsamer und schnitten in nachfolgenden Gedächtnistests schlechter ab.

Was wir entwickeln sollten, ist also eine Antenne dafür, wie wichtig und wie wertvoll neue Informationen sind (die nicht den bestehenden Mustern und Stereotypien entsprechen) und wie wir sie in den immens großen Raum unserer Wahrnehmungen einbauen können, sodass sich unser Wissensraum vergrößert. Alles in allem sind Vorurteile das Ergebnis von meist unbewussten Übergeneralisierungen von Informationen, die entweder falsch oder zu stark simplifiziert sind, denen wir alle ständig unterworfen sind und denen man nur durch kritische Reflexion und mit erhöhter Wachsamkeit begegnen kann – bei anderen, aber zuallererst bei sich selbst.

Fast jeder kennt die Macht der Gewohnheiten beim Thema Essen und wie schwer es ist, Gewicht zu verlieren bzw. wenn dies gelungen ist, zu verhindern, dass man die verlorenen Pfunde ganz schnell wieder zulegt. Vor allem gerät die Achse »Hunger – Nahrungsaufnahme – Aktivierung des Belohnungssystems« aus den Fugen, wenn wir industriell aufbereitete und extrem kalorienreiche Lebensmittel mit hohem Fett- und Zuckeranteil zu uns nehmen. Diese vorgefertigten Lebensmittel aktivieren das Belohnungssystem nämlich so sehr, dass die appetitzügelnde Wirkung des Sättigungshormons Leptin nicht mehr zum Tragen kommt. In diesem Fall ist es der Verzehr bestimmter Nahrungsmittel, den das Gehirn als besonders belohnend abspeichert. Man isst weiter, obwohl der Kalorienbedarf längst gedeckt ist. Dahinter steckt noch eine andere Logik: Unsere Gehirne verbrauchen im Vergleich zu ihrer Größe ungeheure Energiemengen (bis zu 20 Prozent der Energie, die wir am Tag zu uns nehmen), und das tagsüber wie nachts. Die einmal angewöhnte Routine, vor dem Fernseher zu essen, ist schwer wieder zu korrigieren, wenn die Chipstüte vor einem auf dem Tisch liegt. Hinzu kommt noch, dass die Wirkung des Sattmachhormons Leptin nachlässt, wenn wir zu häufig zu viel essen – man könnte sagen, das Belohnungssystem im Gehirn überschreibt die Wirkung vom Leptin einfach, damit wir genüsslich weiteressen können, obwohl wir schon lange keinen Hunger mehr haben. Dies hat zur Konsequenz, dass sich das Sättigungsgefühl aufgrund der nachlassenden Wirkung von Leptin erst später einstellt und die im Belohnungssystem des Gehirns ankommenden Signale nur noch sehr schwach zu einer Befriedigung führen – mit der Folge, dass man oft und ausgiebig essen muss, um das gleiche Glücksgefühl zu erreichen wie beim ersten Biss in einen Schokoriegel. Die verheerende Logik des Übergewichts sieht folgendermaßen aus: Die Belohnung stellt sich nicht wie erwartet ein – die Befriedigung bleibt aus –, die Folge ist die Aufnahme einer größeren Nahrungsmenge. Hier läuft also eine Gewohnheit aus dem Ruder, und beteiligt ist mal wieder das Dopamin: Es wird vermehrt ausgeschüttet, da das Belohnungssystem mehr erwartet, und diese Erwartungshaltung ist vom Kontext beeinflusst. Genau in der Umgebung, in der wir meist essen, bekommen wir auch Hunger. Also bloß nicht am Arbeitsplatz oder Schreibtisch essen!

Nun muss man aber einräumen, dass Gewohnheiten und Routinen weder der »Darth Vader« des Gedächtnisses noch dessen dunkle Seite sind. Oft trifft sogar das Gegenteil zu, denn Routinen entlasten das Arbeitsgedächtnis. Zudem können die Gewohnheits-Schaltkreise des Gehirns mit mehr Entscheidungsvariablen umgehen als der Stirnlappen mit seiner bewussten Art nachzudenken (siehe Kapitel »Intuition«). Auch in Situationen mit hohem Stressanteil können sie helfen, quasi automatisch die richtigen Handlungen auszuführen. Nicht umsonst gehört das präzise, stereotype Ausführen von Handlungen in bestimmten Situationen zum Sicherheitstraining in Industrieanlagen oder im Flugverkehr. Gewohnheiten erlauben es uns, auch nach einer längeren Arbeitsunterbrechung schnell wieder in die effektive Arbeitsroutine zu finden.

Nur eines kann das Gehirn schlecht: Es ist unfähig, zwischen guten und schlechten Gewohnheiten zu unterscheiden! Wir fällen die meisten unserer Entscheidungen nicht bewusst, und je häufiger wir eine Handlung wiederholen, desto wichtiger wird der Kontext, der ein bestimmtes Verhalten triggert. An bestimmten Orten, zu bestimmten Zeiten und in bestimmten Konstellationen werden Handlungen unüberlegt zur Gewohnheit – gut beim Autofahren und Schalten, schlecht beim Verzehr von Süßigkeiten oder wenn wir uns ganz unnötig durch bestimmte Konstellationen in Besprechungen oder anderen Gesprächssituationen reizen lassen.

Wie aber kann man nun vor dem Hintergrund solch starker Routinen etwas Neues lernen oder eine alte Gewohnheit vergessen? Als Erstes müssen wir hierbei wissen, dass es mindestens doppelt so lange dauert, eine alte Gewohnheit mit einer neuen zu überschreiben, als für das Erlernen dieser Gewohnheit notwendig war. Egal ob es um unsere Esskultur, eine falsche Bewegung beim Sport oder um das Entwöhnen vom Rauchen geht: Es ist und bleibt ein schwieriges Abenteuer, Gewohnheiten zu überwinden. Selbst wenn wir neue Ziele definieren, bleibt unser altes Verhalten äußerst resistent gegen Veränderungen. Die Einsicht, sich beispielsweise gesünder zu ernähren, mehr zu bewegen, ruhiger auf dumme Witze zu reagieren, hat allein wenig Einfluss darauf, ein Verhalten zu ändern.

Ziele muss man natürlich neu setzen, aber das allein reicht nicht, wenn man mit alten Gewohnheiten brechen will. Nur wenn zu unseren neuen Zielen auch ganz konkrete neue Routinen eingeübt werden, ist die Erfolgschance gegeben. Hinzukommt, dass wir Gewohnheiten dann am ehesten ändern, wenn wir diese Änderungen nicht aufgezwungen bekommen, sondern wenn wir selbst mitentscheiden (und das gilt auch für Mitmenschen, die wir zu einer Veränderung in ihren Gewohnheiten anleiten wollen). Weiter ist es wichtig, dass wir in Gruppen leichter Gewohnheitsänderungen einleiten und auch erfolgreich umsetzen. Wir erreichen unsere Ziele umso besser, je genauer wir im Kopf simulieren, was wir erreichen wollen: Wie sehe ich genau aus, wenn ich meine Ernährung umstelle und an Gewicht verliere? Was an Kleidung passt dann wieder? Wie leistungsfähig werde ich sein, wenn ich mehr Rad fahre oder joggen gehe? Wie schön wird es sein, nicht mehr wegen der Leibesfülle angestarrt zu werden? Auch über neue Auslösereize sollte man nachdenken: Wer joggen gehen will, sollte die Sportschuhe in die Eingangstür legen oder das Rad vor das Auto stellen.

Neben neuen Routinen und einem definierten Ziel ist immer auch Willenskraft notwendig; diese kann man begleitend trainieren, indem man meditiert oder seine Achtsamkeit trainiert (siehe Kapitel »Achtsamkeit trainieren« und »Schlaue Selbstkontrolle«).

Eine konkrete Übung für die Achtsamkeit klingt einfach, aber probieren Sie es mal: Versuchen Sie präzise und ohne in Gedanken abzuschweifen zu beobachten, was um Sie herum geschieht, und beschreiben Sie dies in Ihrem Kopf so genau wie möglich, ohne etwas zu bewerten. Es ist gar nicht so einfach, eine Lebenssituation wahrzunehmen, ohne sie vorschnell und unreflektiert zu bewerten, und vor allem sich länger darauf zu konzentrieren, ohne sich selbst abzulenken. Der bei solchen Übungen nicht bemerkte Nebeneffekt ist, dass man auf Dauer seine Willensstärke steigert – und genau das braucht man, um Gewohnheiten und starre Routinen zu überwinden.

In der Gesamtschau gilt: Wenn wir unser Gedächtnis verbessern wollen, denken wir meist zuerst daran, wie wir effektiver Fakten lernen können. Wir vergessen dabei aber, dass das »Verlernen« schlechter Routinen und Gewohnheiten häufig einen weit größeren Effekt auf die Leistungsfähigkeit unseres Gehirns hätte. Wie also kann man Gewohnheiten am ehesten verändern? Erstmal muss man sich (oder andere Menschen) befragen und beobachten, was der Auslösereiz für eine Gewohnheit ist, das heißt den Schlüsselreiz identifizieren, der einem zum Essen verführt oder zu einer aggressiven Reaktion im Gespräch oder in die falsche Denkrichtung beim Lösungsversuch zu einem komplexen Problem leitet. Dann gilt es zu fragen, was eigentlich die Routinehandlung ist, die zu einem Auslösereiz abläuft, und wie man diese durch eine neue Handlung ersetzen könnte. Zum Schluss sollten wir nicht vergessen, uns zu vergegenwärtigen, was die aktuelle Belohnung ist und wie man diese durch eine andere, bessere ersetzen könnte. Forschungsergebnisse aus verschiedenen psychologischen und neurowissenschaftlichen Untersuchungen zeigen, dass wir dann am ehesten unsere Routinen und Gewohnheiten ändern, wenn wir Folgendes beachten:

* Wir ändern unsere Gewohnheit nur, wenn wir selbst daran glauben, dass Änderung auch möglich ist (Autonomie in der Entscheidung ist hier wichtig).
* Es fällt uns leichter, Routinen (und auch Suchtverhalten) zu ändern, wenn wir dies in einer sozialen Gruppe gemeinsam mit anderen machen.

- Der Erfolg wird gesteigert, wenn man neue Kontexte sucht, das heißt wenn wir neue Auslösereize verwenden. Wenn beispielsweise die Online-Schulung am PC in der Arbeit bisher erfolglos und/oder langweilig war, dann den Lernort wechseln oder statt PC zum Buch greifen.
- Es hilft auch, sich so genau wie möglich vorzustellen, was man erreichen will, und zwar mit allen Details. Probieren Sie eine Simulation der Zukunft im Kopf. Je genauer Sie sich diese Situation ausmalen, umso größer die Motivation, trotz Widerständen im eigenen Kopf (und die wird es geben!) am Ziel festzuhalten.
- Auch hier hilft es, wenn Sie die Achtsamkeit trainieren, denn mit der Stärkung des Arbeitsgedächtnisses wird auch die Willenskraft gefestigt, die wir mehr als alles andere benötigen! Kaum eine andere menschliche Tätigkeit setzt der Veränderung mehr Widerstand im Gehirn entgegen als Gewohnheiten und Routinen!

Zum Schluss: Wenn wir etwas Neues zu probieren selbst zur Gewohnheit machen, wird die Veränderung leichter, denn auch der Drang, neue Handlungs- und Denkweisen auszuprobieren, kann zur Gewohnheit werden. Das ist die eigentliche Macht der Gewohnheit: die Einsicht, dass unsere Gewohnheiten nur das sind, was wir aus ihnen machen und wie wir sie einsetzen.

Gedächtnis im Alter

Geben wir uns keinen Illusionen hin: Das Gehirn altert nun mal, und wer lange leben möchte, muss lernen, auch mit diesem Umstand umzugehen. Das verdeutlicht dieses – politisch sicher nicht ganz korrekte – Interview zwischen einem jungen, aufstrebenden Altersforscher und einem Senior in einem Altersheim deutlich: Der junge Altersforscher möchte herausfinden, wie ältere Menschen mit dem Gedanken an den Tod umgehen. Die Jungen sehen die Alten eben besonders im Kontext des geistigen und körperlichen Verfalls. Entsprechend fragt unser wissbegieriger Jungforscher den alten Mann, wie er denn die Todesrate in seinem Altersheim einschätzen würde. Wie es sich für einen älteren Menschen geziemt, überlegt der Mann sehr lange, bevor er leicht verschmitzt antwortet: »Ich würde sagen, die Todesrate ist etwa 1 pro Person.« An dieser Stelle des Buches kommt man um diese statistische Tatsache nicht herum. Doch dass das Leben immer mit der Geburt beginnt und mit dem Tod endet, ist auch so ziemlich das Einzige, was an den Aussagen über das Altern noch stimmt. Nehmen Sie nur die Prognosen über das durchschnittliche Lebensalter, die meist schon überholt sind, wenn sie veröffentlicht werden.

Allerdings ist es richtig, dass wir jenseits des 60., manchmal schon ab dem 50. Lebensjahr merken, dass die Lern- und Gedächtnisprozesse langsamer ablaufen – man lernt weniger schnell, und die Präzision des Gedächtnisses wird schlechter. Ein Teil dieses Effekts ist dadurch bedingt, dass pro Jahr 0,2 Prozent aller Nerven- und Gliazellen im Gehirn absterben – ein Prozess, der zwischen dem 50. und 60. Lebensjahr einsetzt. Dieser Umstand schränkt gerade die Kapazität der Gedächtnisareale im Gehirn ein. Allerdings kann ein Teil dieses Verlustes im Hippocampus (und nur dort) wieder ausgeglichen werden, da im Hippocampus noch eine adulte Neurogenese, das heißt die Neubildung von Neuronen, stattfindet. Und genau dieser Prozess kann durch unseren Lebensstil gefördert werden, was den Neuronenverlust in der Gesamtbilanz einschränkt.

Ein anderer Faktor, der im Hinblick auf das Alter meist vergessen wird: Das präzise Auffinden von Erinnerungen ist in riesigen Datenräumen schwerer – nicht, weil das Gedächtnis schlechter wird, sondern rein aufgrund der schieren Menge von Informationen. Man muss also gut differenzieren, was im Alter schlechter wird und an welchen Stellen wir im Alter einfach anders lernen und anders erinnern im Vergleich zum jungen Gehirn. Altern ist eine unumkehrbare Tatsache, und es gibt auch keine magische Pille gegen das Altern (Anti-Aging-Mittel sind ein Marketingmythos). Trotzdem können wir dank einer Reihe von Maßnahmen Alterungsprozesse im Gehirn verlangsamen. Und noch etwas: Ältere Gehirne haben auch Stärken, beispielsweise die Sprachfähigkeiten oder was den Umstand betrifft, dass sie riesige Wissensspeicher haben (und entsprechend auf vielen Gebieten Experten sein können).

Die These lautet: Das Alter ist eine Entwicklungsstufe mit besonderen Herausforderungen für das Gehirn, und insbesondere für das Gedächtnis. Dabei geht es vor allem um Fragen, wie man sein Gedächtnis möglichst lange intakt halten kann, wie man zuverlässig mit den riesigen Datenmengen umgeht, die man im Gehirn gespeichert hat, und wie man Defizite ausgleichen kann. Eine Leistungssteigerung steht erst an zweiter oder dritter Stelle. Es gehört auch zu den wissenschaftlichen Erkenntnissen der Altersforschung, dass wer im Alter von 75 Jahren noch ein optimal leistungsfähiges Gehirn haben will, schon vor dem 50. Lebensjahr damit anfangen sollte, etwas dafür zu tun. Spätestens ab dann heißt es:

- Gewicht regulieren und sich gesund ernähren, dabei Bluthochdruck und Diabetes meiden bzw. behandeln lassen
- Sich regelmäßig bewegen
- Nicht rauchen (bzw. das Rauchen einstellen)
- Gehör kontrollieren! Hörprobleme führen oft zur sozialen Isolation
- Zähne pflegen; entzündliche Reaktionen im Mundbereich, wie Paradontose, haben auch einen Effekt auf die Gehirngesundheit
- Nicht am Schlaf sparen; Schlafapnoen (nächtliche Atemaussetzer) erhöhen das Risiko für Gehirnerkrankungen wie der Alzheimer-Demenz
- Das Gehirn durch lebenslanges Lernen trainieren

Also gilt auch hier: Ran an den geistigen und körperlichen Speck!

Bewegung, Bewegung, Bewegung

Es ist schon eine gewisse Ironie des Schicksals, dass trotz vieler unsäglicher Interviews mit geistig ausgelaugten Sportlern nach einem Wettkampf ausgerechnet sportliche Aktivitäten den größtmöglichen Nutzen für alternde Gehirne haben. Aber genau das haben große Studien über Effekte des Lebensstils auf das Gehirn ergeben. Man könnte diese Studien so zusammenfassen: Meiden Sie Übergewicht, vor allem Bauchfett, und suchen Sie sportliche Aktivitäten, wo immer dies möglich ist.

Entsprechend stehen körperliche Bewegung und Sport nicht zufällig hier an erster Stelle, denn Bewegung ist der Grundstein, um unser Gedächtnis, ja sogar unser gesamtes Gehirn möglichst lange leistungsfähig zu halten. Außerdem beugt Sport altersbedingten Erkrankungen des Gehirns vor, beispielsweise mindert er das Risiko, einen Schlagfanfall zu bekommen oder an einer Altersdemenz zu erkranken.

In den satirischen Texten des antiken römischen Schriftstellers Juvenal heißt es: »*Beten sollte man darum, dass in einem gesunden Körper ein gesunder Geist sei.*« Daraus hat sich das bekannte Zitat »Mens sana in corpore sano« erhalten, das bis heute den Zusammenhang zwischen einem gesunden Körper und einem gesunden Geist betont. Juvenal allerdings wollte mit diesem Zitat seine Mitbürger bloßstellen, da sie, anstatt selbst die Dinge in die Hand zu nehmen, lieber dafür beteten. Auch heute haben wir die Möglichkeit, durch unseren Lebensstil Einfluss auf die Leistungsfähigkeit unsers Gehirns zu nehmen. Doch dafür müssen wir aktiv werden – im wahrsten Sinne des Wortes, denn Sport wirkt sich positiv auf den Erhalt unserer Gehirnfunktion aus. Praktisch ist dabei, dass das, was für das Herz gut ist, auch für den Erhalt unseres Gehirns Vorteile bringt. Wer neben regelmäßigem Sport noch Übergewicht meidet und nicht raucht, kann zehn bis fünfzehn gesunde Jahre in der Lotterie des Lebens gewinnen. Und körperliche Aktivitäten verleihen noch weitere Gesundheitspreise: Sie verringern das Risiko einer Demenz (vor allem in Bezug auf die Alzheimer-Demenz), eines Schlaganfalls, von Diabetes, Fettleibigkeit, Depressionen, Herz-Kreislauf-Erkrankungen und sogar bestimmten Krebsarten.

Dabei ist nicht nur die Risikoabwehr wichtig, sondern Sport wirkt sich auch positiv auf Gedächtnis und Rechengeschwindigkeit aus. Wissenschaftliche Befunde zeigen, dass sportliche Betätigung die kognitive Leistungsfähigkeit im Alter länger erhält, als dies bei Senioren der Fall ist, die keinen Sport treiben. Dabei reicht schon ein geringes sportliches Engagement aus, um einen größtmöglichen Effekt für das Gehirn zu erzielen: Am besten ist es, drei- bis viermal die Woche 30 Minuten zu trainieren, möglichst mit gleichmäßigen rhythmischen Bewegungsabläufen, die große Muskelgruppen einbeziehen. Aber es kommt noch besser: 10 Minuten pro Tag reichen schon aus, um die Gedächtnisleistung nicht nur zu erhalten, sondern sogar leicht zu steigern – und dieser Effekt tritt sogar bei älteren Menschen auf, die erst mit dem Renteneintritt wieder zum Sport finden!

Doch wie soll Muskelarbeit das Gehirn positiv beeinflussen? Bisher nahmen Neurowissenschaftler an, das Gehirn werde immer gleich mit Blut versorgt, da es in dieser Hinsicht vor allen anderen Organen eine Art Vorfahrtsrecht genießt. Dabei wurde jedoch der Umstand übersehen, dass Muskeln vom Gehirn gesteuert werden, und dabei gilt: Gehirnareale, die vermehrt aktiv sind, werden innerhalb von Sekunden auch besser durchblutet. Vor allem diejenigen, die die Motorik im Stirnlappen steuern, profitieren von diesem besseren Blutfluss. Er kommt aber auch benachbarten Arealen zugute, den Spracharealen und den Zentren, die unsere Aufmerksamkeit steuern, sowie den Gebieten des Stirnlappens, die unsere Exekutivfunktionen vermitteln. Darüber hinaus bewirkt ein durch Fitnesstraining verbesserter Blutkreislauf, dass unser Gehirn allgemein besser durchblutet wird. Man muss sich nur vor Augen halten, dass das Gehirn 20 Prozent des Sauerstoffs im Blut verbraucht und darüber auch sämtliche Nährstoffe erhält, und schon wird deutlicher, dass es einen Zusammenhang zwischen regelmäßiger körperlicher Aktivität und Gehirnfunktionen geben muss.

Darüber hinaus wirken die Wachstumsfaktoren, die nach erhöhter Muskelaktivität (Sport, Gartenarbeit, Wandern) die Muskeln wachsen lassen, auch auf das Gehirn. Sie bewirken hier die Ausschüttung von BDNF (brain-derived neurotrophic factor, dem Nervenwachstumsfaktor des Gehirns). Dieser hat gleich mehrere positive Effekte auf die Nervenzellen. Er bewirkt, dass Synapsen und Dendritenbäume (die Empfangsantennen von Neuronen) wachsen, fördert vor allem die adulte Neurogenese und schützt Neurone vor dem Untergang. Die Freisetzung von BDNF im Gehirn wird durch zwei völlig verschiedene Tätigkeiten erreicht, nämlich durch Lernen und durch sportliche Aktivitäten. Gerd Kempermann, Neurowissenschaftler an der Universität Dresden, konnte diesen Zusammenhang erstmals belegen. Er zeigte, dass sich bei Mäusen, die eine Aufgabe lernen mussten und sich dabei viel bewegten, die Anzahl von neuen Neuronen in dem für das Lernen von Fakten so wichtigen

Hippocampus erhöhte. Das Ergebnis ist deshalb so spannend, weil es einen Erklärungsansatz dafür bietet, dass von allen kognitiven Fähigkeiten vor allem das Gedächtnis von sportlicher Betätigung profitiert; schließlich ist der Hippocampus für das autobiografische und das Faktengedächtnis maßgeblich. Die neugebildeten Nervenzellen können zum einen neue Informationen kodieren, zum anderen können sie einem altersbedingten Verlust von Nervenzellen im Hippocampus entgegenwirken.

Zum Glück werden auch im menschlichen Gehirn noch neue Nervenzellen im Hippocampus gebildet und darüber hinaus auch noch in existierende neuronale Netzwerke funktionstüchtig eingebaut. Denn nur wenn diese eingewechselten neuen neuronalen Mitspieler auch aktiv am synaptischen Geschehen im Gehirn teilnehmen, überleben sie. Aber nicht nur das, aerobe, physische Aktivität wirkt auch dem Verlust von Nervenzellen entgegen.

Wer jetzt schon jenseits des 60. oder 70. Lebensjahres ist und meint, er hätte diesen Zug des aktiven Lebens leider verpasst und dürfe dafür im Sessel sitzen bleiben, den muss ich enttäuschen: Senioren profitieren in jedem Lebensalter profitieren davon, selbst wenn sie erst jenseits der 60 mit einem Trainingsprogramm beginnen. Die Belohnung: Die exekutive Funktion des Stirnlappens hinsichtlich ihrer Multitasking-Fähigkeit und Ablenkbarkeit wird zusätzlich gestärkt. Sie konnten sich also länger und besser konzentrieren, wenn sie Sport trieben.

Zwar waren die Effekte nicht so groß wie bei Menschen, die sich schon vor dem 50. Lebensjahr regelmäßig sportlich betätigten, aber sie waren deutlich besser als die einer Kontrollgruppe, die kaum sportlich aktiv war. Das bedeutet im Umkehrschluss, dass es nie zu spät ist, mit regelmäßiger körperlicher Bewegung anzufangen. Allerdings sollte man, bevor man Nordic-Walking-Stöcke oder ein neues Rennrad kauft, mit seinem Hausarzt Rücksprache halten, welche Sportart im Hinblick auf den jeweiligen individuellen Gesundheitszustand die richtige ist. Und je untrainierter man ist, desto langsamer sollte man seine Leistungsfähigkeit steigern, sonst endet jeder noch so gut gemeinte sportliche Ansatz schnell in Frustration oder schlimmstenfalls sogar mit enormen Kreislaufproblemen.

Vor allem eine sportliche Aktivität hilft uns dabei, im Alter geistig rege zu bleiben: Tanzen. Menschen, die regelmäßig tanzen gehen, zeigen in kognitiven Tests weit überlegene Resultate im Vergleich zu Menschen, die sich hinsichtlich der Vorerkrankungen nicht unterscheiden, aber eben nicht tanzen gehen. Tanzen, und zwar ganz gleich in welchem Stil, aktiviert verschiedenste Teils des Gehirns und senkt tatsächlich das Risiko, an Alzheimer zu erkranken. Das ist im Dreiklang dreier »Ls« der Gehirnfürsorge begründet – Laufen, Lernen, Lieben.

L wie Laufen: Tanzen ist natürlich Sport und bedarf in einem hohen Maß der Koordination. Es wird meist mehr als eine Stunde am Stück betrieben. Es fördert die Ausdauer und regt den Kreislauf an, außerdem sind große Muskelgruppen beteiligt.

L wie Lieben: Vor allem aber ist es eine soziale Aktivität, die den Stirnlappen in vielfacher Hinsicht aktiviert und dadurch trainiert. Beim Tanzen müssen ständig soziale Signale ausgewertet und ausgesendet werden.

L wie Lernen: Zusätzlich muss man ständig neu lernen, verschiedene musikalische Rhythmen in Bewegung umzusetzen; man muss sich dabei konzentrieren (achtsam sein) und dabei auch noch die Bewegungen des Partners berücksichtigen. Dadurch bedingt müssen beim Tanzen nicht nur die eigenen Gehirnhemisphären koordiniert werden, sondern auch die beiden Gehirnhälften des Partners. Echtes Gehirnjogging!

Aber zurück zu den verschiedenen sportlichen Aktivitäten, die dem Gehirn guttun: Insgesamt gilt, dass dabei Ausdauersportarten zu bevorzugen sind; das Fitnessstudio oder Krafttraining kann ergänzend dem Muskelabbau entgegenwirken, sollte aber nicht die einzige Sportart bleiben, wie eine kontrollierte Studie aus Leipzig ergab. Zu den knochenschonenden Ausdauersportarten gehört vor allem

Radfahren, das mittlerweile sogar durch Kommunen gefördert wird und handfeste Vorteile für die Gehirngesundheit bietet. Allein 30-minütiges Radfahren pro Tag steigert unser Denkvermögen in Bezug auf Merkfähigkeit und Arbeitsgedächtnis. Darüber hinaus verbessert ein regelmäßiger Radfahrer sein Balancegefühl und sein Koordinationsvermögen, was Unfälle in Haus und Garten reduziert. Die komplexe Bewegungsplanung, die für das Radfahren notwendig ist, stimuliert ganz nebenbei auch die Gehirnareale, die wir für Konzentration und Aufmerksamkeit benötigen. Regelmäßiges Fahrradfahren lässt darüber hinaus Neurone in der Gedächtniszentrale unseres Gehirns (Hippocampus) sprießen. Vermittelt wird das Wachstum wieder durch BDNF, von dem beim Radfahren oder Joggen/Nordic Walking besonders viel freigesetzt wird und das wir u.a. in meiner Abteilung an der TU Braunschweig intensiv erforschen. Die Entstehung neuer Nervenzellen wird ebenfalls durch BDNF beflügelt, es wirkt auf das Wachstum von Neuronen wie ein Dünger. Dabei führt körperliche Betätigung generell dazu, dass BDNF in höherem Maße produziert wird.

Bewegung und Sport, wie das Radfahren, haben noch einen anderen wichtigen positiven Effekt: Verglichen mit den Nutzern anderer Verkehrsmittel ärgern sich Fahrradfahrer am seltensten und fühlen sich nicht so gestresst. Dies hängt weniger damit zusammen, dass Autofahrer besonders rücksichtsvoll mit ihnen umgingen, als vielmehr damit, dass Radfahren – wie jede sportliche Betätigung allgemein – eine ähnliche neurophysiologische Wirkung wie stimmungsaufhellende Medikamente hat. So sammelt sich im Gehirn die Aminosäure Tryptophan an, eine Vorstufe des Botenstoffs Serotonin, der im Gehirn eine antidepressive Wirkung entfaltet. Ähnlich wie nach der Einnahme von Antidepressiva erhöht sich dadurch die Menge verfügbaren Serotonins an den Synapsen – ganz ohne Einnahme von Medikamenten.

Im Übrigen vermindert Radfahren aufgrund seiner positiven Wirkung auf das Herz-Kreislauf-System das Schlaganfallrisiko.

Schlaganfälle stellen eine der schwerwiegendsten und am häufigsten vorkommenden Gefahren für unser Gehirn dar. Alles, was das Risiko eines Schlaganfalls senkt, ist im Kontext der Hirngesundheit zu begrüßen – auch wenn sich diese Rendite häufig erst im Rentenalter auszahlt. Da sich generell eine körperlich moderat beanspruchende sportliche Tätigkeit günstig auf die Herz-Kreislauf-Gesundheit auswirkt, wirkt sich das auch auf unser Denkorgan aus. Dazu kommt noch, dass Radfahren den Kreislauf weniger beansprucht als die meisten anderen Sportarten; es schont zudem die Gelenke und kann noch bis ins hohe Alter betrieben werden.

Wen all das noch nicht überzeugt: Fahrradfahren lässt auch die Pfunde schmelzen: Auf einer 30-minütigen Radtour verbrauchen unsere Muskeln bei mäßigem Tempo (15 bis 20 km/h) ca. 200 kcal. Wer also fünfmal pro Woche seinen Arbeitsweg mit dem Rad erledigt, verbrennt keine externen Antriebsmittel, sondern eigene Fettreserven und stärkt die Muskulatur. Sport bietet noch einen weiteren Vorteil: Damit fällt es uns leichter, unser Gewicht konstant zu halten, denn Muskelgewebe verbraucht mehr Energie als Fettgewebe. Übrigens: Wer jeden Tag drei Kilometer zügig wandert (ein Verbrauch von 210 kcal), verbraucht im Jahr 76 000 kcal mehr – das sind umgerechnet ca. 10 kg Fett. Auch hier sieht man, wie man mit kleinem Aufwand viel für seine Gesundheit tun kann – wer dann allerdings nach der strammen Wanderung 200 g Fruchtjoghurt isst, zerstört in zwei Minuten, was er zuvor in ein gesundes Gehirn und ein gesundes Herz investiert hat!

Im Wesentlichen kann man festhalten, dass wissenschaftliche Studien zum Thema Sport und Gehirnleistung sich dafür aussprechen, ein moderates Maß an sportlicher Belastung anzupeilen.

- 30 Minuten vier- bis fünfmal die Woche sportliche Aktivität scheint auszureichen – wer möchte, kann gerne länger trainieren, es hat aber keine weiteren positiven Auswirkungen auf das Gehirn.

- Wer es schafft, den inneren Schweinehund zu überwinden, gewinnt Zutrauen in die eigenen Fähigkeiten – und Selbstvertrauen.
- Das Gehirn arbeitet, denkt und handelt gerne zusammen mit anderen Gehirnen. Deshalb ist wichtig, dass viele Sportarten mit sozialem Kontakt einhergehen (wie beim Tanzen) und stimmungsaufhellend wirken.
- Hinzu kommt, dass Bewegung und körperliche Anstrengung Stresshormone abbauen und unseren Stoffwechsel so optimieren, dass Übergewicht vermieden wird (was indirekt auch auf das Gehirn wirkt).
- Weiter wird die Durchblutung des Gehirns verbessert, und das Konzentrationsvermögen sowie die Neubildung von Neuronen im Hippocampus werden gesteigert, ganz abgesehen davon, dass auch einzelne Neurone bei Bewegungsreizen noch neu wachsen.

Wer Sport treibt, wird dafür reichhaltig belohnt: Sport steigert das eigene Selbstwertgefühl und das Selbstbewusstsein, und ganz nebenbei kann man so besser mit Stress umgehen. Sogar das Risiko, eine Depression zu erleiden, wird durch sportliche Betätigung halbiert! Dies ist kein Wunschdenken, sondern fußt auf neurobiologischen Versuchsergebnissen und Studien. Zwar gibt die biologische Ausstattung, mit der jeder Mensch zur Welt kommt, eine Bandbreite für bestimmte Alterungsprozesse vor, aber wo genau wir innerhalb dieser landen, hängt auch davon ab, was wir mit unserem Gehirn und unserem Körper viele Jahrzehnte lang tun! Durch Übung lassen sich viele geistige Fähigkeiten auch im alternden Gehirn erhalten. Wir können die Alterungsprozesse des Gehirns nicht verhindern, aber aufschieben können wir sie schon, und dabei ist Bewegung der wichtigste Schlüssel.

Klug essen im Alter

Wir haben bereits erfahren, dass man im Schlaf, der entspanntesten aller menschlichen Tätigkeiten, tagsüber Gelerntes besonders effektiv abspeichert. Was uns jetzt noch zum Glück fehlt, wäre der Umstand, sich auch noch durch leckere Speisen klug zu essen oder das Gedächtnis zu stärken bzw. zu erhalten, wenn wir altern. Zwar gilt, dass wir gutes Lerntraining nicht durch Lebensmittel ersetzen können, aber für unser Gedächtnis und das alternde Gehirn insgesamt spielt Ernährung sehr wohl eine Rolle.

Man kann sich ein gutes Gedächtnis nicht durch essen erwerben, auch wenn dies Experimente aus den 1960er-Jahren nahegelegt haben. Hier gab es Befunde, dass Nagetiere, wenn sie die Gehirne von Artgenossen verspeisten, die etwas Bestimmtes gelernt hatten, schneller lernten. Man schloss daraus, dass Gedächtnisinhalte in Form von Eiweißmolekülen abgespeichert werden – woraufhin die *New York Times* eine Schlagzeile generierte, die da lautete: »Eat your professor!« Aber zum Glück für meinen Berufsstand und zum Unglück für Lernende kann man Gedächtnisinhalte nicht verspeisen, weder durch gesunde Nahrung noch durch »Vokabel-Pillen«.

Natürlich gibt es Nahrungsmittel, die für die Entwicklung und den Erhalt des Gehirns förderlich sind. Der größte ernährungstechnische Feind für den Erhalt des Gehirns im Alter ist allerdings weniger das, was man isst, sondern das, was man alles nicht essen sollte, denn Übergewicht ist der Feind Nr 1. des Gehirns. Hier sind vor allem Fettdepots im Bauchbereich zu nennen, denn sie forcieren Entzündungsreaktionen im Körper, die auch im Gehirn über die Jahrzehnte hinweg Schaden anrichten können. Essgewohnheiten bestimmen zu einem großen Teil, ob wir übergewichtig werden – wie oft wir essen und welche Kalorien wir unbewusst und außerhalb der normalen Mahlzeiten zu uns nehmen. Natürlich spielen auch genetische Faktoren eine Rolle, beispielsweise bei der Verwertung des Essens im Körper. Selbst der Appetit hat eine genetische Veranlagung über die hormonelle Kontrolle. Alles in allem kann man sagen, dass unser genetisches Profil zu 40 Prozent mit dafür verantwortlich ist, ob wir ein Risiko für Übergewicht haben oder nicht. Das bedeutet im Umkehrschluss aber auch, dass nicht-genetische Faktoren unser Gewicht bestimmen, das heißt vor allem was man wie häufig isst und welchen Ernährungsgewohnheiten man folgt. Und auch wenn sich unser genetischer Pool die letzten Jahrtausende nicht verändert hat, so ist doch Übergewicht zu einem weltweiten Problem geworden, das wie eine Epidemie um sich greift. Nach Schätzungen des Robert Koch-Instituts aus dem Jahre 2018 sind aktuell 25 Prozent aller Deutschen stark übergewichtig (Body-Mass-Index von über 30!), Tendenz leider steigend.

Man könnte es jetzt mit dem folgenden Rat für eine vernünftige Altersversorgung hinsichtlich Ernährung bewenden lassen: Trinken sie Leitungswasser, wenig Alkohol, etwas Kaffee und essen Sie nicht mehr, als sie verbrauchen, um Übergewicht zu meiden. Damit wären schon über die Hälfte aller schädlichen Effekte auf das Gehirn im Alter vermieden.

Aber werfen wir trotzdem einen detaillierteren Blick auf die Nahrungsmittel, die wir zu uns nehmen. Fangen wir mit Kohlenhydraten und Gehirn an, denn diese beiden pflegen eine Hassliebe miteinander. Vor allem kurzkettige Kohlenhydrate wie Glukose (Traubenzucker) und Fruktose (Fruchtzucker) sind Sucht und Falle zugleich. In Zeiten, in denen viel über Energieverbrauch und Energiesparen geredet und geschrieben wird, muss ein Hirnforscher leider zugeben, dass das Gehirn so gar nicht in den Zeitgeist passt: Es macht bei einem Erwachsenen nur etwa 2 % unseres Körpergewichts aus, verbraucht aber 20 % aller Kalorien (bei Grundschulkindern sind es sogar 40 %). Es benötigt außerdem 20 % des gesamten Blutsauerstoffs und entnimmt dem Blut nur die feine Glukose – und das 24 Stunden am Tag ohne Pause. Zusätzlich verwenden Gehirnzellen (Neurone wie Gliazellen) noch große Mengen von Cholesterin, um die langen Datenleitungsbahnen und die Zellmembranen der Neurone zu isolieren. Diese enthalten mehr Cholesterin als jeder andere Zelltyp im Körper. Unser Gehirn entspricht ernährungstechnisch eher der Energieklasse D, zumal es sich sogar den Luxus leistet, selbst keine eigenen Energievorräte anzulegen – es braucht also für seinen Energiehunger einen externen Speicher, und der befindet sich in unserem Fettgewebe (das bei Bedarf wieder in Kohlenhydrate umgewandelt wird). Aus Sicht der Nervenzellen im Gehirn ist Zucker also eine feine Sache. Allerdings ist Zucker in Verruf geraten. Ernährungswissenschaftler, die lange Zeit Fette verteufelt haben, schwenken jetzt um und erkennen ein besonderes Problem in der übermäßigen Zufuhr von Kohlenhydraten, insbesondere Kristallzucker. Zahlreiche Studien belegen, dass übermäßiger Zuckerkonsum eine der Hauptursachen für Übergewicht und Fettleibigkeit ist und in Zusammenhang mit einem erhöhten Risiko für Typ-2-Diabetes, Herzkrankheiten und eine Reihe von Alterserkrankungen des Gehirns steht, von Alzheimer bis zu Schlaganfall. Dies ist vor allem bedeutsam, da Lebensmittelhersteller entdeckt haben, dass sich kohlenhydratreiche Nahrungsmittel mit geringem Fettanteil sehr gut verkaufen – sie scheinen gesund (low fat …) und schmecken den Kunden aufgrund der Kohlenhydrate sehr gut.

Gerade Zucker besitzt ein enormes Suchtpotenzial. Es ist kein Rauschmittel, aber es stimmt, dass sich Zucker ähnlich wie manche Drogen auf unsere Stimmung auswirkt. Viele Menschen essen etwas Süßes, wenn sie gestresst, müde, krank oder traurig sind. Tatsächlich belegen Untersuchungen, dass Zucker bei depressiven Verstimmungen signifikant die Stimmung aufhellen kann. Dieser Effekt ist allerdings nicht so stark ausgeprägt wie bei manchen klassischen Drogen. Außerdem wirkt sich Zuckerkonsum in der Regel nicht negativ auf unser Verhalten aus – oder auf unseren Geisteszustand. Kein Polizist würde einen Autofahrer wegen übermäßigen Kuchen-Verzehrs anhalten. Man kann dem Zucker sogar positive Effekte nachweisen: Er stärkt unsere Selbstkontrolle und macht uns anderen Menschen gegenüber hilfsbereiter. Wenn unser Blutzuckerspiegel zu sehr absinkt, hat dies negative Effekte: Die Aufmerksamkeit nimmt ab, während sich die Reaktionszeit verlängert.

Zucker ist also lebensnotwendig und keine Droge. Aber es stimmt auch, dass ein hoher Zuckeranteil in der Nahrung zu Übergewicht, Erkrankungen des Herzens und auch des Gehirns führt. Vor allem sollte man versteckte Zucker meiden, wenn man sein alterndes Gehirn möglichst lange fit halten will. Wir verzehren etwa 32 kg Zucker pro Jahr, das entspricht etwa 87 g (29 Zuckerwürfel) pro Tag. Die Weltgesundheitsorganisation (WHO) empfiehlt bei einem Erwachsenen 25 g pro Tag, das sind gerade mal sechs Teelöffel. Die Angaben beziehen sich auf sämtliche »freien« Zucker in unseren Lebensmitteln und Getränken. Zum Glück zeigen die wissenschaftlichen Studien zu dem Thema auch, dass man, solange man noch nicht an Diabetes erkrankt ist, unbesorgt Obst, Gemüse und Vollkornprodukte verzehren kann. Der darin enthaltene Zucker ist unbedenklich, da er zusammen mit Ballaststoffen langsam aufgenommen wird und dann gut verstoffwechselt werden kann (geht der Zucker dagegen in einem Rutsch ins Blut über, wie dies bei Fruchtsäften, Ketchup und Pizza der Fall ist, wird er gleich in Fett umgewandelt).

Das wirkliche Problem liegt also darin, dass wir uns nicht darüber im Klaren sind, wie viel Zucker in bestimmten Lebensmitteln enthalten ist. So stecken in 20 g Ketchup schon eineinhalb Zuckerwürfel, in 100 g Fruchtjoghurt sogar vier; 250 ml Limonade reichen aus, um die empfohlene Tagesdosis an Zucker vollständig abzudecken. Und hier beginnt ein Teufelskreis: Zuckerhaltige Limonade hat nicht nur versteckte Zucker, die wir nicht als Nahrungsaufnahme zählen, sie verstärkt auch noch das Hungerfühl – je mehr zuckerhaltige Getränke ein Mensch zu sich nimmt, desto kalorienreicher ernährt er sich im Anschluss.

Unwohlsein bereitet einem Neurowissenschaftler deshalb vor allem der Umstand, dass kurzkettige Zucker wie Glukose und Fruktose in industriell stark verarbeiteten Lebensmitteln vorhanden sind, und diese wiederum sind darauf ausgelegt, unser Belohnungssystem stark zu aktivieren, ohne dass wir den darin enthaltenen Zucker als solchen wahrnehmen.

Daraus ergibt sich natürlich die Frage, was wir überhaupt essen und trinken sollten. Die zu beachtenden Essregeln sind relativ einfach: Wählen Sie Lebensmittel, die bunt sind (Gemüse, Obst), mehr Fisch, weniger Fleisch, mehr Eiweiß (das auch satt macht), weniger Kohlenhydrate. Essen Sie zu festen Zeiten und meiden Sie Fruchtnektar und Fruchtsäfte mit hohem Zuckeranteil (Vorsicht: versteckte Kalorien!).

Die WHO rät schlicht: weniger Zucker, weniger Salz, weniger gesättigte Fettsäuren, dafür aber mehr Ballaststoffe, Obst und Gemüse. Um gesund zu bleiben und lange zu leben, ist eine ausgewogene Ernährung ähnlich wichtig wie ausreichende Bewegung. Natürlich sollte man sich nicht der Illusion hingeben, dass eine Handvoll Blaubeeren, eine leckere Forelle oder eine Schale Nüsse das Lernen selbst ersetzen oder das Gedächtnis bis ins hohe Alter erhalten könnten oder gar einen verjüngenden Effekt auf unsere grauen Zellen hätten. Doch das Erlernen vernünftiger Nahrungsgewohnheiten – die regelmäßig, nicht nur sporadisch eingehalten werden – spielt für die Gesundheit des Körpers im Allgemeinen und für die Leistungsfähigkeit des Gedächtnisses im Besonderen eine wichtige Rolle.

Unsere Ernährung bestimmt außerdem, wer mit bzw. in uns lebt – und hier gibt es durchaus wohltuende Mitbewohner. Die vielfältige Ansammlung von Mikroorganismen, die im Magen-Darm-Trakt vorkommen (Mikrobiota), beeinflusst tiefgreifend viele Aspekte unserer Physiologie, beispielsweise den Nährstoffwechsel, die Infektionsresistenz und die Entwicklung des Immunsystems. Studien über die sogenannte Darm-Hirn-Achse belegen, dass die Darm-Mikrobiota eine wichtige Rolle bei der Gehirnentwicklung spielen und auch unser Wohlbefinden sowie unser Verhalten beeinflussen. Unser Immunsystem ist dabei ein wichtiger Regulator dieser Wechselwirkungen. Darmmikroben modulieren die Reifung und Funktion von Immunzellen, die ein Leben lang im Gehirn bleiben (sogenannte

Mikrogliazellen). Mikroben beeinflussen auch Autoimmunität und mögliche Allergien. Dementsprechend wird vermutet, dass die Zusammensetzung der Darmbakterien Einfluss auf das Immunsystem nimmt; diese Wechselwirkung kann an der Entstehung von neurodegenerativen Erkrankungen und Depression beteiligt sein. So wirkt sich eine übermäßige Salzzufuhr nicht nur direkt über einen erhöhten Blutdruck (was das Risiko eines Schlaganfalls stark erhöht) negativ auf unsere Gehirngesundheit aus, sondern auch indirekt über Veränderungen in der Zusammensetzung der Darmbakterien. Eine hohe Salzaufnahme führt also über tiefgreifende Veränderungen des Immunsystems im Darm zu einer erhöhten Anfälligkeit des Gehirns für Autoimmunerkrankungen, bei denen das Immunsystem die eigenen gesunden Körperzellen angreift. Dies deutet darauf hin, dass der Magen-Darm-Trakt eventuell mit dem Gehirn über Immunsignale kommuniziert. Immunsignale, gesendet vom Darm, können das Gehirn beeinträchtigen, Blutgefäße schädigen und dadurch auch unsere Gedächtnis- und Denkleistung beinträchtigen.

Doch nicht nur über eine Aktivierung des Immunsystems können Mikrobiota Einfluss auf das Gehirn nehmen, sondern auch über ihren Stoffwechsel. So konnte eine brandneue Studie zeigen, dass das Fehlen zweier Bakterienarten stark gehäuft mit einer Depression einhergeht. Die fehlenden Bakterienstämme produzieren tatsächlich eine Vorstufe von Dopamin und Stoffe wie Butyrat (Buttersäure), die Autoimmunität reduzieren und so auch chronische Entzündungen im Gehirn bewirken können.

Die Art unserer Ernährung kann dem Gehirn direkt zugutekommen, über Vitamine, vor allem des B-Komplexes, und bestimmte ungesättigte Fettsäuren. Aber auch die Stoffwechselprodukte von Darmbakterien und die Stimulation des Vagusnervs sind wichtige Vermittler zwischen Darm und Gehirn. Und bei der Vermeidung von Übergewicht üben Darmbakterien ebenfalls eine wichtige Funktion aus – und sorgen damit indirekt wiederum für die Erhaltung unserer Gehirnfunktionen im Alter.

Kurzum, wer sich gesund ernährt und viel bewegt, tut schon eine ganze Menge für den Erhalt der essentiellen organischen Grundlage seines Gedächtnisses und kultiviert außerdem das »richtige« Mikrobiom, das nicht zu entzündlichen Reaktionen im Körper beiträgt. Darmbakterien helfen besonders effizient gegen Übergewicht, wenn wir weniger Kohlenhydrate zu uns nehmen. Übergewicht schädigt auf Dauer die Herzleistung und damit auch die Durchblutung des Gehirns. Es ist aber auch beteiligt, wenn es um die Ursachen von Atemaussetzern (Schlafapnoe) geht. Diese nächtlichen Aussetzer der Atemtätigkeit schädigen auf Dauer das Gehirn und erhöhen das Risiko einer Alzheimer-Demenz. Abnehmen führt oft dazu, dass eine Schlafapnoe vollständig geheilt wird.

Was Trinkgewohnheiten angeht, sollte man wenig Kaffee (2 bis 3 Tassen am Tag) und wenig Alkohol trinken (nicht mehr als ein Glas Wein an fünf Tagen in der Woche), um eine optimale Alterung des Gehirns zu ermöglichen. Viele werden freudig lesen, dass hier geringe Mengen besser sind als völlige Abstinenz. Beide Substanzen – Kaffee und Alkohol – haben eine durchblutungsfördernde Wirkung, die dazu beiträgt, kognitive Ressourcen im Gehirn möglichst lange zu erhalten.

Aber das Gehirn ist nicht nur betroffen von dem, was wir an Nahrung zu uns nehmen; es ist selbst mit verantwortlich für die Art, wie wir uns ernähren. Unser Gehirn hat mehr Einfluss auf unsere Essgewohnheiten, als wir gemeinhin glauben. Immer wieder sieht man zu Frühlingsbeginn in Supermärkten, wie viele Menschen, die ihre im Winter angesetzten Pfunde wieder loswerden möchten, das Kleingedruckte auf den Packungsbeilagen studieren. Das ist zwar löblich, aber nicht zielführend, um abzunehmen. Nur 20 Prozent derjenigen, die eine Diät durchgeführt haben, schaffen es, dauerhaft ihr Gewicht um fünf Prozent zu reduzieren. Sollte man es dann nicht gleich lassen? Natürlich nicht, sondern man sollte auf die 20 Prozent schauen, die erfolgreich abgenommen haben. Und hierbei zeigt sich, dass die Änderung von Essgewohnheiten entscheidend ist. Hier einige Tipps, wie es am besten gelingt:

- Wem es schwerfällt, Kalorien zu zählen und genau darauf zu achten, was er isst, der sollte sich vornehmen, nur dreimal am Tag zu essen; vor der eigentlichen Mahlzeit und auch danach nichts zu sich nehmen.
- Es hilft auch, dem Körper dabei immer wieder längere Phasen ohne Kalorienaufnahme zuzumuten, vor allem abends nicht zu spät essen. Nach dem Abendessen keine weitere Nahrung mehr zu sich nehmen – dann beginnt der Körper quasi über Nacht, Fettpolster abzubauen. Das hat auch den Vorteil, dass man abends vor dem Fernseher oder der Spielkonsole nicht unbewusst noch große Kalorienmengen zu sich nimmt – das gilt auch für alkoholische Getränke und Fruchtsäfte.
- Vor allem ist es wichtig, dem Gehirn bei der Änderung einer Gewohnheit nur einfache Regeln zuzumuten. In Bezug auf die Ernährung zum Beispiel Folgendes: Wählen Sie Lebensmittel, die möglichst bunt sind (Gemüse) und lokal produziert werden; wenig Fleisch; regelmäßig Fisch; viel Obst.

Wenn nun diese Regeln doch so einfach sind, warum essen wir dann nicht gesünder? Was man hier einkalkulieren muss, ist der Umstand, dass das Gehirn, gerade wenn es um Essgewohnheiten geht, seine Routinen nur äußerst widerwillig ändert. Und es ist nicht in der Lage, selbst Energie zu speichern, obwohl es im Unterschied zu den meisten anderen Organen 24 Stunden im Dauerbetrieb ist. Entsprechend hat es einen riesigen Appetit auf Zucker und Sauerstoff. Wo hat also das Gehirn seinen Energietank? Die externen Energiedepots liegen im Fettgewebe, und entsprechend steuert das Gehirn, wenn man es unkontrolliert walten lässt, unser Verhalten so, dass wir entsprechend viel essen und für schlechte Zeiten Vorräte anlegen.

Wer also abnehmen will, muss darauf achten, was es in seiner direkten Umgebung an Nahrungsmitteln gibt, also am besten schon beim Einkaufen auf gesunde Nahrungsmittel achten und Maß halten (das ist leichter, als zu Hause nicht an die Süßigkeiten zu gehen). Wer

Sport treibt, sollte sich nicht mit Essen belohnen. Die Bewegung an sich und die sozialen Kontakte, die man über den Sport knüpft, sollten ausreichen. Eine Stunde intensives Radfahren verbrennt zwar 500 kcal, aber eine einzige Bratwurst liefert schon 1000 kcal. Darüber hinaus gilt, dass wir erst einmal das Gedächtnis für Routinen überlisten müssen, wenn wir uns eine ungesunde oder übermäßige Zufuhr von Nahrungsmitteln angewöhnt haben. Was wir essen, was uns schmeckt und wie häufig wir essen – das ist im Wesentlichen eine Frage der Gewohnheit, und wer Gewicht verlieren möchte, muss gesunde Ernährung, viel Bewegung und vor allem eine Verhaltensveränderung in seinen Alltag einbauen – besonders in der Jugend, aber auch in fortgeschrittenem Alter haben diese Faktoren Einfluss auf den Erhalt unseres Gehirns. Wenn man bei diesen Verhaltensänderungen einer Diät folgt, ist der wichtigste Punkt des Abnehmens nicht die Diät selbst, sondern das Ende: Danach fängt nämlich erst die kritische Phase an, denn hier nehmen die meisten wieder zu. Wir unterschätzen oft die Widerspenstigkeit der über Jahre etablierten Essroutinen. Wer allerdings diesen Zeitraum ohne größere Gewichtszunahme übersteht, kann zuversichtlich sein, dass die neuen Essgewohnheiten im Gehirn dauerhaft etabliert werden. Wichtig aber ist, überhaupt anzufangen, am besten noch heute seine Gewohnheiten zu überprüfen und diese, falls nötig, abzuändern und neue Essroutinen zu etablieren.

Immerhin wollen wir unser Denkorgan 80 oder gar 90 Jahre lang bei voller Fitness einsetzen können. Das hilft uns dabei (siehe auch Abb. 6):

- Tatsächlich fördern eine Handvoll Blaubeeren pro Tag, eine leckere Forelle ein- bis zweimal die Woche oder eine Schale Nüsse unser Gehirn und halten auch unser Gedächtnis fit.
- Für eine gehirngerechte Ernährung gilt, dass wir Lebensmittel zu uns nehmen sollten, die bunt gemischt sind (Gemüse, Obst).
- Essen Sie generell mehr Fisch (aufgrund der enthaltenen Omega-3- und Omega-6-Fettsäuren darf er ruhig fettreich sein).

- Essen Sie weniger Fleisch, und wenn, dann vor allem fettarmes. Fleisch enthält gesättigte Fette, die eine schädliche Wirkung auf die Durchblutung des Gehirns haben.
- Hilfreich ist es, mehr Eiweiß als Kohlenhydrate zu essen.
- Um Übergewicht zu vermeiden, sollten Sie zu festgelegten Zeiten essen. Bei den Getränken vor allem auf versteckte Kalorien achten (in Form von Kohlenhydraten) z.B. Fruchtsäfte mit hohem Zuckeranteil.
- Die WHO rät insgesamt zu weniger Zucker, weniger Salz, weniger gesättigten Fettsäuren, dafür aber zu mehr Ballaststoffen, Obst und Gemüse.

Bewegung		Kalorienreduktion
Neurogenese		Neurogenese
Synaptogenese		Synaptogenese
Synaptische Plastizität		Synaptische Plastizität
Kognitive Funktion		Kognitive Funktion
Motorische Fähigkeiten		Motorische Fähigkeiten
DNA-Reparatur		DNA-Reparatur
Mitochondrien-Entstehung		Mitochondrien-Entstehung
Reduktion von Inflammation		Reduktion von Inflammation
Reduzierte Herzfrequenz		Reduzierte Herzfrequenz
Gesteigerte Pumpleistung		Gesteigerte Pumpleistung
Niedrigerer Blutdruck		Niedrigerer Blutdruck
Erhöhte Insulin-Sensitivität		Erhöhte Insulin-Sensitivität
Ketonkörper-Produktion		Ketonkörper-Produktion
Erhöhte Insulin-Sensitivität		Erhöhte Insulin-Sensitivität
Mobilisierung von Fettgewebe		Mobilisierung von Fettgewebe
Geringere Inflammation		Geringere Inflammation

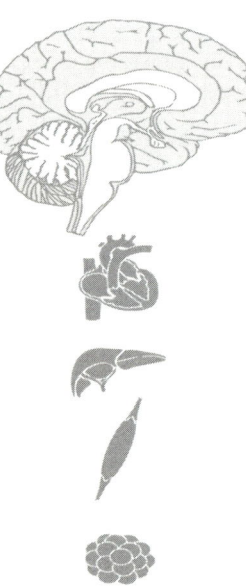

Abb. 5: Dargestellt ist die positive Wirkung, die Sport (Bewegung) und eine gesunde Ernährung ohne Übergewicht auf das alternde Gehirn (aber auch andere Organe) haben.

Alte Gehirne lernen am besten, was sie in jungen Jahren schon mal konnten

Klar, dass ein Lernforscher das Lernen zum heiligen Schutzwall gegen Alterungsprozesse des Gehirns erhebt. Selbst alternde Gehirne können noch lernen. Lebenslanges Lernen ist nützlich und gut, aber bringt es auch etwas für den Erhalt des Gehirns? Hält es wirklich jung im Kopf? Und können Gehirne überhaupt »nichts lernen«? Wir erleben doch jeden Tag etwas Neues, sind da die Gedächtnisprozesse des Gehirns nicht sowieso immer tätig? Warum sollte also ausgerechnet gezieltes Lernen für das Gehirn eine Stimulanz sein, quasi ein Antibiotikum gegen Alterungsprozesse des Gehirns? Altern Neurone im Gehirn nicht vielleicht sogar schneller, wenn sie häufiger benutzt werden, wie das ja auch für Hüft- und Kniegelenke gilt?

Es stimmt für fast alle Organe: Je stärker sie genutzt werden, desto schneller altern sie. Aber eben nicht für das Gehirn! Im Gegenteil, es gibt eindrückliche Beispiele, dass neuronale Aktivität Neurone sogar vor Alterungsprozessen schützt! Dies hängt damit zusammen, dass Neurone, wenn sie elektrische und chemische Signale weiterleiten, auch für sie selbst schützende Faktoren ausschütten. Diese erhöhen die Lebensdauer und bewirken zusätzlich, dass die Nervenzellen wachsen, während wir etwas Neues erleben oder lernen. Dies erfolgt ganz nach dem Motto »Use it or lose it« (benutze es, oder du verlierst es). Für den Hippocampus gilt sogar: »Use it and get more of it« (benutze es, und du bekommst noch etwas hinzu). Das bedeutet, es werden mehr neue Neurone und mehr neuronale Verbindungen mit anderen Neuronen generiert.

Generell gilt, dass Gehirnregionen, die viel benutzt werden, an Komplexität zunehmen und wachsen. Dies ist imposant belegt am Beispiel von Londoner Taxifahrern (als es noch keine Navigationsgeräte gab), bei denen Gehirnregionen, die unser räumliches Gedächtnis verwalten (wie der Hippocampus) ein besonders großes

Volumen hatten. Und zwar umso mehr, je mehr Berufsjahre die Taxifahrer hatten!

In den letzten Jahren konnte eine Reihe von Studien übereinstimmend nachweisen, dass, wer ein geistig anspruchsvolles Leben führt und beispielsweise einem Beruf oder Hobby nachgeht, in dem lebenslanges Lernen notwendig ist, im Alter ein besseres Gedächtnis und eine höhere Rechengeschwindigkeit hat und bei Konzentrationstest besser abschneidet. Denn die Wachstumsprozesse aufgrund von Lernen gelten nicht nur für den Hippocampus, sondern auch für Stirnlappenregionen, die für unser Konzentrationsvermögen und die Fähigkeit, zu fokussieren, so wichtig sind. Dies sollte ein dringlicher Ansporn sein, im Alter auch die rechte Hemisphäre zu trainieren, denn diese leidet besonders stark unter Alterungsprozessen – sie altert schneller als die linke Großhirnhälfte. Nun wird die rechte Hirnhälfte vor allem aktiv, wenn die Neugierde geweckt wird, wenn wir Neues lernen oder auch reisen; und auch dort gilt: Neurone, die elektrisch aktiv sind, leben länger und bilden mehr synaptische Kontakte aus.

Lernen Sie also auch im Alter, selbst wenn Neues zu lernen länger dauert und eine stärkere Motivation nötig ist, um Neugierde zu entfachen und für Unbekanntes und Neues offen zu sein. Vielleicht probieren Sie etwas, was Sie immer schon machen wollten, aber nie geschafft haben: einen Tanzkurs, einen Literaturzirkel, vielleicht sogar ein Seniorenstudium.

Es gibt noch ein anderes handfestes Motivationsargument, im Alter noch neue Ufer zu betreten und lebenslang weiterzulernen: Sie halbieren damit das Alzheimer-Risiko. Menschen, die auch im Alter noch neugierig sind (also offen für Neues), fühlen sich jünger als eine Vergleichsgruppe und leben im Durchschnitt vier Jahre länger! Alles überzeugende Belege dafür, dass lebenslanges Lernen zusammen mit regelmäßiger Bewegung und dem Vermeiden von Übergewicht den Beginn der Alzheimer-Krankheit im Mittel um sieben Jahre nach hinten verschieben kann. Eine beeindruckende Studie konnte dies an

Nonnen aus Minnesota (USA) belegen, die für ihr geistig anspruchs-volles Leben bis ins hohe Alter hinein bekannt waren. Sie fielen durch lebenslanges Lernen und durch das Spielen komplizierter Brettspiele auf. Und in der Tat hatten sie auch mit 85 Lebensjahren noch eine hohe kognitive Leistungsfähigkeit, die eher einem Alter von 65-Jähri-gen entsprach. Darüber hinaus wiesen sie nur sehr selten Symptome der Alzheimer-Krankheit auf. Als man jedoch ihre Gehirne nach dem Tod untersuchte, zeigten sie in vielen Fällen die für die Alzheimer-Demenz typischen Ablagerungen (sogenannte Amyloid-Plaques). Die Symptome der Krankheit waren aber nicht messbar. Warum? Dies ist nur dadurch zu erklären, dass diese Nonnen die durch Alz-heimer entstandenen Schäden kompensieren konnten und dank im-menser Gehirnressourcen, die ihnen durch ständiges Training zur Verfügung standen, einen Schutzwall gegen den Verlust des Denkens bildeten. Dies wird vor allem durch eine große Anzahl neuer Synap-sen angetrieben und sogar durch neue Neuronen im Hippocampus – ein Phänomen, das man als adulte Neurogenese bezeichnet.

Das Spannende ist hier, dass Lernen eine wichtige Maßnahme darstellt, um die Gehirnalterung zu verlangsamen. Allerdings gibt es eine wichtige Einschränkung: Es gilt nicht der Umkehrschluss, wer sich nur geistig genügend anstrengt, wird kein Alzheimer bekom-men; so einfach macht es uns die Krankheit nicht. Es gibt auch gene-tische Risikofaktoren, denen wir nicht entkommen; und nicht jeder, der mit 75 an Alzheimer erkrankt, hat sich im Leben nicht genügend geistig angestrengt! Lange nicht alle Alzheimer-Risikofaktoren sind bekannt, und vor allem spielt die genetische Ausstattung, die einem bei der Vermischung der elterlichen Gene für das gesamte Leben ge-geben wird, eine zentrale Rolle.

Wichtig ist: Eine Minimierung des Risikos lohnt sich immer, und das gilt nicht nur für asketische Nonnen. Dies belegt auch die große amerikanische MacArthur Gesundheitsstudie, die zu folgendem Ergebnis kam: Wer kein geistig anspruchsvolles Leben führt, leidet statistisch gesehen später an Gehirnerkrankungen. Kurzum: Neurone leben länger, wenn sie beansprucht werden, und auch Denk-/Gedächtnisleistungen werden gestärkt. Lebenslanges Lernen sorgt so dafür, dass wir mehr geistige Ressourcen gegen Krankheit und Verlust im Gehirn ausbilden. Diese und andere Studien haben aber auch gezeigt, das Sudoku oder das Lösen von Kreuzworträtseln zwar Spaß machen können und spezielle Fähigkeiten trainieren, aber keinen generalisierbaren Effekt auf die Alterungsprozesse des Gehirns haben; damit taugen sie als Gehirnjogging nur bedingt, sehr wohl aber als Freizeitvergnügen.

Exzellente Trainingseinheiten für das Gehirn sind in diesem Kontext künstlerische Tätigkeiten, wie malen, musizieren, Skulpturen anfertigen und vieles mehr. Das trainiert gleich mehrere ganz unterschiedliche Gehirnareale, von Wahrnehmung und Motorik bis hin zur Vernetzung der verschiedenen Areale der Großhirnrinde miteinander und über die Hemisphärengrenzen hinweg. Es fördert und fordert das Gehirn. Darüber hinaus sind künstlerische Tätigkeiten mit Konzentration verbunden und erfordern immer wieder, dass man eigene Entscheidungen trifft, Probleme löst und sehr aufmerksam gegenüber dem künstlerischen Schaffen ist. All dies sind wunderbare »Übungen« für den Stirnlappen, die ihn aktivieren und damit schützen. Also echtes Gehirnjogging!

Wer jetzt noch schneller lernen und üben will, der sollte Gedächtnistechniken wie die Loci-Methode (siehe Kapitel »Assoziationen«) anwenden – der Gedächtnisweltmeister und Neurowissenschaftler Boris Nikolai Konrad verwendet dafür folgende Metapher: Gehirnjogging ist das Übungssystem, durch das man schneller von A nach B gehen/joggen kann. Gedächtnistechniken machen einen noch schneller, da sie einem erlauben, das Fahrrad zu nutzen ...

Vor allem gilt für das Lernen im Alter: Am besten knüpft man dort an, wo man bereits Erfahrungen gesammelt hat, beispielsweise ein Musikinstrument nehmen, das man in der Jugend schon mal gespielt hat, eine Fremdsprache, die man in der Schule gesprochen hat, oder eine Vereinstätigkeit, bei der man an das eigene Expertenwissen anknüpfen kann. Das macht das Lernen leichter, fördert die Motivation und erleichtert den Einstieg in das Gehirntraining durch lebenslanges Lernen.

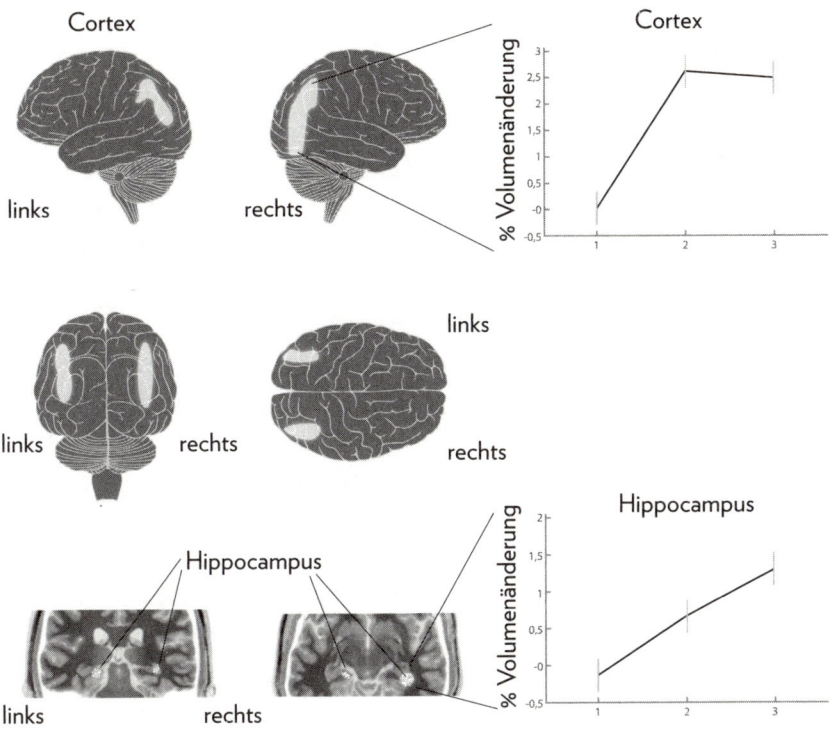

Abb. 6: Der Hippocampus bildet neue Neurone, und diese vernetzen sich besser, wenn wir etwas intensiv üben. Vermessen wurden hier die Gehirne von Medizinstudenten, die sich 6 Monate auf ein anspruchsvolles Zwischenexamen vorbereitet hatten. Der Hippocampus zeigt eine Größenzunahme: Je länger gelernt wurde, umso größer wurde er. Auch der Cortex zeigt am Beginn des Lernens eine Volumenzunahme (oben), die allerdings schnell ein Plateau erreicht. Der Cortex profitiert also am meisten zu Beginn des Lernens von etwas Neuem.

Muntermacher im Alter: Lachen und mit Stress gut umgehen

Das zentrale Dreigestirn für den Schutz des Gehirns vor Alterserscheinungen sind Bewegung (Sport), Ernährung und lebenslange geistige Arbeit, kurzum Laufen, Lachs und Lernen (L-L-L). Aber es gibt auch Dinge, die man meiden sollte, und dazu gehört chronischer Stress, der dem Gehirn auf vielfältige Art und Weise schadet (siehe auch »Stress ist immer der Feind des Lernens«). Zum einen kann ein über Tage hinweg erhöhter Stresslevel das Schlafverhalten stören (nicht nur im Alter, aber da besonders). Schuld ist das Stresshormon Cortisol, dessen Produktion schon morgens gegen 4 Uhr hochgefahren wird. Ist der Level stressbedingt erhöht, kann es das Wiedereinschlafen erschweren und zu frühem Aufwachen führen. Zum anderen unterdrückt Cortisol die Produktion des Nervenwachstumsfaktors BDNF! Die Folgeschäden von chronischem Stress werden vor allem im Alter sichtbar: Menschen mit chronischem Dauerstress haben einen kleineren Hippocampus, was Gedächtnisfunktionen im Alter erschwert. Während man sonst Informationen spielerisch leicht abrufen konnte, kann eine stressbehaftete Situation dies erschweren. Es liegt einem etwas auf der Zunge – aber ein konkreter Begriff oder der Name einer Person oder eines Ortes will einem einfach nicht einfallen, wenn man unter starkem Druck (Stress) steht. Eine hohe Konzentration von Cortisol führt dazu, dass Neurone im Hippocampus ihre Arbeit zunächst komplett einstellen. Das macht nicht nur das Abspeichern unmöglich, sondern auch den Abruf von Fakten und Namen. Es ist die letzte Bremse des Hippocampus, sich vor Stoffwechselschäden zu schützen; bekommt man jedoch den Stress nicht in den Griff und er wird chronisch, schädigt dies zuallererst die Neurone des Hippocampus.

Dagegen gibt es nicht nur Beruhigungspillen. Schlaf allein hilft bereits, den Stresslevel für viele Stunden zu reduzieren. Vor allem wirkt auch Lachen entspannend, und jede Art positiver Gefühle erhöht die Gedächtniskapazität enorm, ja die gesamte Gehirnleistung wird so gesteigert. Dementsprechend wird auch erforscht, warum wir eigentlich lachen und was eigentlich einen guten Witz ausmacht. So hat ein Kollege aus England per Internet den besten Witz der Welt gesucht, um dahinterzukommen, was Menschen warum zum Lachen bringt. 500 000 Menschen aus 70 Ländern steuerten bei diesem großangelegten Forschungsprojekt Witze bei und bewerteten anschließend die insgesamt 40 000 Witze.

Aus Sicht eines Physiologen ist Lachen zunächst einmal vertieftes Einatmen, es kommt so also mehr Sauerstoff ins Blut – genau wie bei einer Tätigkeit, die man bei einem schlechten Witz unterdrücken muss: gähnen. Beim Lachen steigt der Blutdruck zunächst kurz an, dann entspannen sich die Gefäße, somit wird insgesamt die Durchblutung angeregt – das allein ist schon gut für die Konzentrationsfähigkeit des Gehirns. Zusammen mit den Hormonen, die beim Lachen ausgeschüttet werden, reduzieren diese positiven Gefühle den Stress. Darüber hinaus wird das Belohnungssystem des Gehirns aktiviert. Gesundheitlich spannend ist, dass sich der Stresshormonlevel im Blut halbiert, nachdem man ausgiebig gelacht hat (die Adrenalinkonzentration sinkt). Lachen erhöht außerdem kurzfristig den Energieverbrauch (10 Minuten Lachen entsprechen ungefähr 10 Minuten Joggen!). Von den ca. 650 Körpermuskeln sind am Lachen fast 100 Muskeln beteiligt, davon 17 Gesichtsmuskeln (beim Lächeln sind es 4 Gesichtsmuskeln). Durchschnittlich lachen Menschen 18- bis 20-mal am Tag, wie Forscher herausgefunden haben. Allerdings: Nur 4 bis 5 dieser Lacher sind Ausdruck von Freude, andere Lacher können auch aus Verlegenheit geschehen oder gespielt sein. Wer ein richtiges Lachen von einem vorgespielten unterscheiden möchte, muss auf die Augenpartien achten, vor allem auf den Ringmuskel, der die Augen umschließt und sich bei einem echten Lachen zusammenzieht. Bei einem künstlichen Lächeln sind die Augenpartien nicht beteiligt. Kurzum, Lachen ist für das Blutgefäßsystem und für das Gehirn wie eine Erfrischungskur. Das erklärt vielleicht, warum es mit zu den Tätigkeiten gehört, die Gehirne langsamer altern lassen. Dazu mag auch beitragen, dass die Immunantwort gestärkt wird: Botenstoffe des Immunsystems wie gamma-Interferon werden ausgeschüttet, wenn man intensiv lacht, und dieser Botenstoff bekämpft Viren. Der Befund, dass Menschen, die häufiger lachen, langsamer altern, hat übrigens nicht den trivialen Grund, dass es ihnen einfach gesundheitlich besser geht und sie entsprechend »mehr zu lachen« haben, wie Epidemiologen zeigen konnten. Bei gleicher Gesundheit und vergleichbaren Umweltbedingungen altert unser Gehirn langsamer, wenn wir mehr lachen. Der Grund könnte darin bestehen, dass Lachen in der Tat gesund ist und dass Menschen, die immer wieder innehalten in ihren Tätigkeiten, in gewissem Sinne stressfreier leben; sie verweilen mehr im Augenblick, anstatt von einem Ereignis zum nächsten zu hetzen.

Es gibt übrigens kein »Lachzentrum« im Gehirn, sondern beim Lachen werden mehrere Gehirnareale parallel angesteuert. Wenn es hierbei um Witze geht, gehören dazu auch Gedächtnisareale, denn Witze lassen sich nur vor einem bestimmten Hintergrund verstehen – so muss man zum Beispiel von den Vorurteilen gegen Ostfriesen gehört haben, bevor man über Ostfriesenwitze lachen kann. Dies ist auch der Grund, warum Kinder erst spät beginnen, Sprachwitze zu verstehen, während sie Situationskomik sofort begreifen.

Zum besten Witz wurde übrigens folgender gewählt: *Zwei Jäger gehen auf die Jagd und wandern durch den Wald. Plötzlich greift sich der eine an die Kehle und stürzt zu Boden. Der andere Jäger gerät in Panik und ruft den Notarzt an. »Ich glaube, mein Freund ist tot. Was jetzt?« Der Arzt sagt: »Beruhigen Sie sich! Zunächst einmal müssen Sie sichergehen, dass Ihr Freund wirklich tot ist.« Kurze Pause, dann ein Schuss. Dann kommt er wieder ans Telefon. »Okay, erledigt. Und was jetzt?«*

Soviel ist klar, auch Witze sind Geschmackssache, und positive Gefühle haben enorme Konsequenzen für unser Denken. Vor allem wird das Arbeitsgedächtnis gestärkt, das aufgrund seiner Kapazität für unser Kurzzeitgedächtnis und für unsere Aufmerksamkeit wichtig ist. Wird das Arbeitsgedächtnis gefördert, ist man auch weniger schnell ablenkbar – eines der Hauptprobleme älterer Gehirne. Der Grund für diese Leistungssteigerung, die gute Laune und ein Gefühl der Zufriedenheit auslösen, liegt in der Ausschüttung von Dopamin; es steigert wie ein Turbolader die Leistungsfähigkeit von Neuronen im Stirnlappen, erleichtert aber auch den Abruf und das Abspeichern von Information. Auch dies ist im Alter schwieriger als noch in jungen Jahren.

Die erhöhte Freisetzung von Dopamin bekämpft noch ein anderes Altersproblem: die Fixierung auf einen Gedanken oder nur eine Lösung. Es lässt gerade alternde Gehirne immer wieder verzweifeln, wenn man ständig auf die falschen Assoziationen zu Namen oder Lösungen stößt. Gute Laune dagegen erhöht die Lust des Gehirns auf Variationen. Umgekehrt gilt, dass negative Emotionen das Arbeitsgedächtnis einschränken. Die Dopamin-Produktion wird erniedrigt, und der Stirnlappen ist damit beschäftigt, negative Emotionen abzuwehren, was Rechenkapazität kostet. Zufriedenere Menschen (egal ob jung oder alt) sind 30 Prozent produktiver und leistungsfähiger als unzufriedene Menschen. Die amerikanische Kognitionswissenschaftlerin Alice Isen machte dazu folgendes, gut kontrolliertes Experiment: Sie beauftragte Schauspieler, echte Krankheitssymptome zu simulieren. Eine Gruppe schilderte nüchtern ihre Symptome, eine zweite Gruppe tat das Gleiche, verwickelt die Ärzte aber vor der Untersuchung in ein angenehmes, mit Komplimenten gespicktes Gespräch. Das Ergebnis war verblüffend, denn nicht nur war die Laune bei den Ärzten wie erwartet besser, sondern auch die Diagnosen wurden schneller und auch noch präziser erstellt. Genau die Gehirnareale, die positive Gefühle auslösen, machen das Gehirn auch offener für kreatives oder analytisches Denken, erleichtern dadurch auch das Lernen und verbessern die Beobachtungsgabe.

Die positiven Effekte des Lachens sind also ein Sinken des Stresspegels (die Adrenalinausschüttung wird unterdrückt) und eine

Stärkung des Immunsystems. Ein Hormonschub bewirkt die Ausschüttung von Endorphinen beim Lachen, die zum einen Schmerz unterdrücken und zum anderen die Stimmung aufhellen und damit auch die Denkleistung steigern.

Außerdem spielen sogenannte »weiche Faktoren« in der Persönlichkeit von Menschen eine Rolle für das Wohlbefinden und die Gesundheit im Alter, wie eine neue Studie zeigen konnte: Dazu gehören Selbstkontrolle, Ausdauer (grit), eine optimistische Grundhaltung, der Umgang mit eigenen Gefühlen und das Erkennen der Gefühle anderer Menschen.

Alles gut und schön, aber kann man seinen Zustand über positive Gefühle und Zufriedenheit beeinflussen? Ist das nicht eher eine Reaktion auf glückliche, äußere Faktoren und gute Gesundheit? Ja, wir können diesen Zustand auch selbst beeinflussen, so lautet die eindeutige Antwort, und zwar in der Art, wie wir unsere Umwelt gestalten und wofür wir uns Zeit nehmen. Dafür lohnt es sich, eine großangelegte Studie mit 250 000 Probanden anzuschauen, in der Menschen berichten, wann sie sich in einem Zustand der Zufriedenheit befinden. Hier ist die Hitliste: 1. Musik hören, 2. spielen, 3. mit Freunden/Familie etwas unternehmen, 4. Sport treiben. Diese Aktivitäten sollte man also wann immer möglich bewusst in seinen Tag einplanen und sich dafür Zeit nehmen, um von der Rendite guter Gefühle zu profitieren.

Darüber hinaus kann man positive Gefühle hervorrufen, wenn man es sich zum Beispiel zur Routine macht, jeden Abend an drei Dinge zu denken, die positiv besetzt sind oder die an diesem Tag dafür gesorgt haben, dass man dankbar ist. Auch Meditation und dabei das »Verweilen im Hier und Jetzt« fördern langfristig positive Gefühle, ebenso wie der Umstand, anderen etwas Gutes zu tun! Dies sind keine Sätze aus einem Handbuch für das Ehrenamt, sondern Ergebnisse großer wissenschaftlicher Studien! Eine letzte Anmerkung, die belegt, dass wir alle schon mal mehr gelacht haben: Es gibt zu denken, dass Kinder statistisch gesehen 20-mal häufiger am Tag lachen als Erwachsene.

Einsamkeit meiden, nicht andere Menschen!

Viele Dinge, wie Lernen, gesundes Essen und Bewegung, sollte man im Alter aktiv angehen und betreiben. Aber es gibt auch zwei Dinge, die man im Alter unbedingt meiden sollte: chronischen Stress und unfreiwillige Einsamkeit. Menschen, egal in welchem Alter, sind evolutiv darauf angelegt, in sozialen Gemeinschaften zu leben, und vor allem im Alter ist die soziale Einbettung gefährdet.

Wenn man durch die Stadtparks in Deutschland schlendert, findet man neben geselligen Gruppen immer öfter junge wie alte Menschen, die es für sich allein genießen, in der Sonne zu liegen und Entspannung zu suchen. Vor diesem Hintergrund ist es überraschend, dass Neurowissenschaftler und Psychologen Einsamkeit als neue Gefahr für Krankheiten ausrufen. Ist es in Zeiten selbstverschuldeter hektischer Betriebsamkeit nicht verständlich, dass man mal Ruhe haben will vor allem und jedem, dass man für sich alle sein möchte, nur mit dem eigenen Bewusstsein als Ruhepunkt der Materie?

Hier macht es allerdings einen gehörigen Unterschied, ob man diese Ruhe aus der sozialen Integration heraus sucht oder ob man unfreiwillig viele Stunden am Tag, vielleicht sogar viele Tage die Woche sozial isoliert ist. Und es macht in der Bewertung und Stressbelastung des Gehirns einen gehörigen Unterschied, ob man im Trubel der Arbeit und des Alltags die Einsamkeit sucht, weil man seine Ruhe haben möchte, oder ab man sich alleingelassen fühlt, ausgeschlossen aus der Gemeinschaft und keinen Anschluss findend.

In diesem Kontext ist Folgendes bemerkenswert: Man kann mit bildgebenden Verfahren zeigen, dass Menschen (egal welchen Alters), wenn sie aus einer sozialen Gruppe ausgeschlossen werden, eine Aktivierung von Gehirnarealen zeigen, wie sie auch bei einer Verletzung oder entzündlichen Wunde auftritt. Dabei handelt es sich um ein Schmerzareal. Dementsprechend verwundert es nicht, dass Schmerzpatienten eben nicht nur auf Medikamente ansprechen, sondern auch und vor allem auf eine ganzheitliche Behandlung, die ihnen im Rahmen einer umfassenden Schmerztherapie auch die individuelle Betreuung durch einen Therapeuten zusichert.

Vor allem führen Schmerzen – egal ob sie eine körperliche Ursache haben oder durch soziale Isolation verursacht werden – zu Dauerstress in Kopf und Körper. Sozialer Schmerz aktiviert über die oberste Kommandozentrale für Hormone (die auch im Gehirn sitzt) die Freisetzung von Stresshormonen in den Blutkreislauf. Dauert die Stress-Situation länger, wirkt sich das negativ auf das Blutgefäßsystem, das Herz und am Ende auch auf das Gehirn aus. Zudem wird diskutiert, ob eine der Ursachen von Depressionen darin liegt, dass die Stressachse des Körpers aus dem Lot gerät; die Ausschüttung von Stresshormonen wird aktiviert, aber nicht wieder abgestellt. Dies kann zu Schädigungen und zu Fehlregulation im Gehirn führen, sodass stimmungsaufhellende Neurotransmittersysteme nicht mehr aktiviert werden können.

Ungewollte Einsamkeit zieht demnach ähnliche Wirkungen nach sich wie chronischer Stress! Dies hat zur Folge, dass Einsamkeit das Risiko für Schlaganfall, Demenz oder Depression stark erhöht. Nicht umsonst hat die britische Regierung ein Ministerium für Einsamkeit eingerichtet, das der Vereinsamung von Teilen der britischen Gesellschaft entgegenwirken soll. Statistiken belegen, dass sich knapp neun Millionen Briten einsam fühlen, das sind immerhin 13 Prozent der Bevölkerung; und es gibt keinen Grund zu der Annahme, dass dieser Anteil der unfreiwillig einsamen Menschen in Deutschland anders aussieht.

Wichtig in diesem Zusammenhang ist, dass Einsamkeit und unfreiwillige gesellschaftliche Isolation eine »Epidemie im Verborgenen« sind. Es kann jeden von uns in jedem Alter treffen, aber besonders alte Menschen, die ihren Partner und ihre Freunde verloren haben. Diese Menschen sollte man also in seinem sozialen Umfeld im Auge behalten. Aber jeder, der sich einsam fühlt, kann auch selbst etwas tun: zum Beispiel den eigenen Aktionsradius erweitern und von sich aus wieder Begegnungen mit anderen Menschen suchen. Und wenn es nur freundliche Worte in der Warteschlange an der Kasse im Supermarkt sind. Passivität erhöht die Einsamkeit! Umgekehrt bestärken freundliche Reaktionen, die ein solches Verhalten bei anderen hervorrufen, jeden einsamen Menschen darin, vielleicht doch wieder sozialen Kontakt zu suchen, vielleicht in einem Verein oder Literaturzirkel. Oft haben einsame Menschen schlechte Erfahrungen gemacht oder wurde ihre Erwartungshaltung enttäuscht. Jetzt gilt es, einen neuen Versuch zu wagen, das Beste zu erwarten – denn je eher man bereit ist, seine eigenen Gefühle offenzulegen, desto größer ist die Wahrscheinlichkeit, ins Gespräch zu kommen. Um authentisch und sympathisch zu wirken, hilft es, möglichst wenig Negatives vom Gegenüber zu erwarten. Ganz abgesehen davon, fühlen wir uns wohler und erleben Belohnungen intensiver, wenn wir ein Problem gemeinsam angehen, wie Experimente des amerikanischen Anthropologen James Rilling zeigen konnten. Rilling und sein Forscherteam fanden heraus, dass es die Zufriedenheit erhöht, wenn man Glück und Erfolg teilt, und dass es auch die erlebten Glückgefühle kurzfristig erhöht. Er konnte darüber hinaus belegen, dass Menschen, wenn sie wählen konnten zwischen einer größeren Belohnung, die sie allein bekamen, oder einer kleineren Belohnung, die sie nur gemeinsam mit anderen erreichen konnten, sich häufiger für die Einzelkämpfer-Variante mit der höheren Belohnung entschieden. Aber zufriedener waren sie, wenn sie gemeinsam mit anderen ein Ziel verfolgten – trotz einer Belohnung, die deutlich kleiner ausfiel! Zusammenarbeit ist eben auch eine wichtige Belohnung, jenseits aller materiellen Interessen. Auch freuten sich Teilnehmer mehr über einen Gewinn, den sie fair erwirtschaftet hatten, als wenn sie jemanden übervorteilt hatten und dadurch mehr Gewinn einstrichen.

Unsere kognitive Leistungsfähigkeit lässt nach, wenn wir unser Gehirn weniger benutzen und anregen – und genau das passiert bei sozialer Isolation. Die beste Methode, das Gehirn mit seinen Gedächtnissystemen weiter anzuregen, besteht darin, es zu benutzen, und zwar im Alltag. So konnten Altersforscher vom Max-Planck-Institut für Bildungsforschung in Berlin zeigen, dass die Integration von alten Menschen in Familien, Freundeskreise und Vereine das Alzheimer-Risiko vermindert, und diese gut vernetzten Menschen bleiben auch kognitiv fitter.

Umgekehrt ist soziale Isolation ein hoher Risikofaktor für schnelles Altern des Gehirns und erhöht das Risiko, an Alzheimer zu erkranken. Dieses Ergebnis gehört zu den großen Überraschungen der Alzheimer-Studien der letzten Jahre: Kognitive Funktionen bleiben am besten erhalten, wenn man auch im Alter noch viele soziale Beziehungen pflegt. Das Alzheimer-Risiko kann deutlich vermindert werden, wenn Menschen viel reisen, einem Verein angehören oder einen großen Freundeskreis haben; und sogar, wenn sie karitativ tätig sind – das Leben ist eben doch gerecht. Neurobiologisch lässt sich das so erklären: Gerade soziale Beziehungen umfassen eine große Palette an kognitiven Funktionen, die das Gehirn und vor allem den Stirnlappen aktivieren, was, wie oben ausgeführt, die neuronale Lebensdauer und die Vernetzung von Neuronen verbessert.

In diesem Kontext steht auch die Kontrolle der Hörleistung. Schwerhörigkeit gehört zu den häufigsten Gründen für soziale Isolation. Hinzu kommt, dass man, wenn man schlecht hört, viel Aufmerksamkeit auf das Verstehen gesprochener Worte aufwenden muss – Kapazität, die wieder frei wird, sobald man wieder besser hört. Durchblutungsbedingte Störungen der Gehirnleistung treten häufiger auf bei älteren Menschen, die eine Schwerhörigkeit nicht rechtzeitig behandeln lassen.

Fazit: Soziale Beziehungen sorgen dafür, Gedächtnisinhalte zu pflegen und den Stirnlappen zu trainieren. Wer sozial engagiert ist oder reist oder sich mit Freuden trifft, muss sich konzentrieren, kommunizieren und Entscheidungen treffen; dadurch werden die Nervenzellen im Stirnlappen permanent auf Trab gehalten.

Gerade Kommunikation mit anderen Menschen fordert dem Gehirn mehr ab, als wir ahnen und Wissenschaftler selbst noch vor wenigen Jahren geglaubt haben. Kommunikation ist eine der komplexesten menschlichen Tätigkeiten, nicht nur, weil Sprachareale einen großen Raum im Gehirn einnehmen, sondern vor allem, weil bis zu 80 Prozent der menschlichen Kommunikation nicht verbaler Natur ist. Hier muss das Gehirn die Gefühle und Absichten nicht nur aus den Worten anderer Menschen ablesen, sondern auch aus der Geschichte, die man mit diesen Menschen teilt, und aus der Gesichtsmimik. Unbewusst spielen Gefühle eine wichtige Rolle, Intonation und Körperhaltung gehen mit ein, ebenso die Analyse dessen, was man sieht, riecht, fühlt und hört. Insbesondere der vorderste Teil des Stirnlappens ist maßgeblich daran beteiligt; er wird durch Kommunikation und Interaktion mit anderen aktiviert und bleibt so länger leistungsfähig.

Jeder von uns kann einen Beitrag leisten: Wer demnächst einen allein dastehenden älteren Menschen am Straßenrand sieht, sollte ihn vielleicht einfach fragen, ob er über die Straße möchte – selbst wenn das nicht der Fall ist, freut sich fast jeder über eine kurze Ansprache, den Kontakt und die Aufmerksamkeit. Und auch für uns selbst gilt, was mehrere Studien herausgefunden haben: Wir sind umso zufriedener, je mehr uns am Wohl anderer Menschen liegt – und das Alzheimer-Risiko senkt es auch noch.

Mythen

Im Folgenden wollen wir einigen Lernmythen auf den Grund gehen. Was stimmt von häufig gemachten Aussagen über unser Denkorgan im Hinblick auf unser Lernen? Warum stimmt vieles nicht, und was kann man trotzdem daraus lernen? Vor allem ist es wichtig, wertvolle Hinweise von Einbahnstraßen der Ratgeber-Literatur abzugrenzen. Manche Aussagen darüber, wie wir lernen, denken, handeln, haben sich so tief in die populären Meinungen über unser Gehirn eingeschrieben, dass es schwer ist, diese noch richtigzustellen; schließlich hat man sie schon aus so vielen verschiedenen Quellen gehört.

Lerntypen neu gedacht

Man könnte ein Partyspiel daraus machen, welcher Lerntyp man ist: visuell, auditorisch, kommunikativ oder gar haptisch? Vielen erscheint dies eingängig, haben wir doch alle Talente für bestimmte Fächer, Gebiete, Tätigkeiten, und dazu gehört auch, wie man lernt. Tatsächlich ist es gar nicht verkehrt, sich darüber Gedanken zu machen: Wie und wo und zu welcher Zeit lernt man am besten? Die Aussagen über Lerntypen zählen aber leider, um das gleich vorwegzunehmen, zu den nicht tot zu kriegenden Mythen der Lernforschung. Sie gehen in einer weithin bekannten Variante zurück auf den Chemiker Frederic Vester, der einen visuellen, einen auditiven, einen haptischen sowie einen kommunikativen Lerntyp in seinem bis heute viel gelesenen Buch »Denken, Lernen, Vergessen« postulierte. Der visuelle Lerntyp soll sich Informationen am besten bildhaft merken, der auditive soll möglichst in Form von Merksätzen etwas vor sich hinsprechen, der haptische Lerntyp muss etwas anfassen, berühren und braucht konkrete Modelle, um zu »begreifen«, und dem letzten helfe es besonders, Lerninhalte durchzusprechen (daher auch »kommunikativer Typ« genannt). Entscheidend laut Vester ist demnach, ob man am liebsten etwas hört, liest, Bilder und Grafiken verarbeitet oder etwas anfasst, um zu lernen. Diese Sinnesmodalitäten der Lerntypen können in über 70 verschiedenen Testversionen und mithilfe Dutzender von Büchern ermittelt werden.

Die aktuelle Forschung konnte allerdings zeigen, dass der Lerntyp am unwichtigsten ist und keinen Einfluss auf den Lernerfolg hat – ja manchmal kann das Trainieren des präferierten Sinnessystems sogar dem Lernen hinderlich sein. Ein Beispiel: Unterrichtet man einzelne Lerner in ihrem präferierten Lerntyp, lernen sie sogar weniger. Allerdings scheinen sich Menschen je nach persönlicher Lernerfahrung solche Erklärungen gern zurechtzulegen – und das kann wiederum den Lernerfolg beeinflussen. Wer sich etwa für einen visuell orientierten Lerner hält, der kapituliert schneller vor rein sprachlichen Lehrbuchtexten – es gibt hier also so etwas wie einen Placebo- bzw. einen Anti-Placebo-Effekt. Der Glaube an den Vorzug eines Sinnessystems führt dazu, mehr mit diesem zu lernen und andere Lernwege zu meiden bzw. sich hier weniger zuzutrauen, was eine niedrigere Frustrationsschwelle nach sich zieht.

Im Unterschied zu diesem spezifischen Lerntypen-Ansatz beruht effektives Lernen auf zwei fundamentalen Säulen: Es sollten beim Lernen unabhängig vom Lerntyp möglichst viele sensorische Systeme angesprochen werden (die Mixtur bestimmt den Erfolg), und es ist viel wichtiger, dass der Lernende aktiv am Lernprozess beteiligt ist, dass er Akteur und nicht nur Beobachter ist. Auch wenn jemand das Gelernte für andere formuliert (oder auch für sich selbst), erhöht er damit den Lernerfolg. Es gilt also, dass unser Gehirn umso besser und umso mehr Assoziationen zu Fakten, Zusammenhängen, Geschichten und Lösungswegen ausbilden kann, je mehr Sinnessysteme angesprochen werden und je öfter wir mit anderen darüber reden. Unter diesen multisensorischen und kommunikativen Lernbedingungen können wir diese Lerninhalte und neuen Arbeitsabläufe nicht nur abspeichern, sondern vor allem sicherer wieder abrufen. Dies bedeutet, je mehr Sinnessysteme beim Lernen involviert sind, umso eher können wir das Gelernte und Verstandene in unseren Gehirnen wiederfinden – es gibt schlicht mehr Nervenbahnen, die zum Gesuchten führen, und dadurch klappt die Erinnerung besser.

Heute kommt es häufig vor, dass wir nur noch eindimensional lernen, und genau diese Vielfalt der Sinnessysteme fehlt dann. So erarbeiten wir heute Lerninhalte oft nur noch an Bildschirmen, egal ob Computer, Smartphone oder Tablet. Man liest nur, was man dort aufbereitet findet, und macht sich weder Zusammenfassungen noch handschriftliche Notizen. Eigene Zusammenfassungen, vor allem als Mindmaps, Stichwortlisten oder in Diagrammform, würden aber den Gedächtnisnetzwerken in unserem Gehirn (vor allem dem Hippocampus in Teamarbeit mit dem präfrontalen Cortex) helfen, Fakten präzise abzurufen und Zusammenhänge zu erinnern. Eine haptische Komponente hilft aber nur dem Gedächtnis, wenn man die Fakten auch handschriftlich zusammenfasst. Unsere Gedächtnissysteme speichern Fakten so wie auch Landmarken einer Stadt oder einer Landschaft, die miteinander zusammenhängen. Machen wir dabei noch spezifische haptische Erfahrungen, so helfen motorische Gehirnareale zusätzlich, diese zu erinnern, ähnlich wie wir einen Weg besser erinnern, den wir nicht nur abstrakt abgespeichert haben. Das hat nichts damit zu tun, dass einige von uns haptische Lerntypen sind, sondern damit, dass die haptische Information eine weitere Assoziationsbahn ist, die beim Erinnern genutzt werden kann, um die relevanten Informationen auch schnell, sicher und fehlerfrei abrufen zu können. Beim Lernen von Vokabeln kommt noch hinzu, dass neben dem visuellen Schriftbild, dem haptischen Aufschreiben, auch die auditorische Komponente, wie etwas ausgesprochen wird, erinnert werden kann. Manche Vokabeln und Redewendungen kann man am besten wiedergeben, wenn all dies noch mit dem richtigen Geruch zusammentrifft – also der Duftempfindung, die wir am Urlaubsort oder auf der Sprachreise im Kontext der entsprechenden Redewendungen erlebt haben. Wenn man jetzt noch darüber mit anderen redet und dabei kommunikative Formen des Lernens und Erinnerns einbaut, hat man beste Chancen, das Gelernte auch zuverlässig zu erinnern. Insofern sind die Lerntypen wohl eher »selbsterfüllende Prophezeiungen«. Kurz: Vergessen Sie Ihren Lerntyp – und lernen Sie mit möglichst vielen Sinnen und zusammen mit anderen!

Neuroenhancement

Zu den angenehmen Seiten, die eine Steigerung der Gehirnleistung bringen, gehören ausreichend Schlaf, gesundes Essen (was ja durchaus lecker sein kann), eine Steigerung der Kreativität durch Tagträume und die positiven Effekte durch Sport und Bewegung. Schade nur, dass auf der anderen Seite Lernen auch so mühsam und frustrierend sein kann, wir so viel wieder vergessen und das Gedächtnis manchmal so unpräzise ist.

Was uns noch zu unserem Glück fehlt, sind legale Drogen, um die Gehirnleistung zu steigern. Bestimmt wären die meisten von uns gerne klüger und würden gerne ihre Erinnerungsfähigkeit steigern, ohne dafür stundenlang lernen zu müssen. Das kann man sich, wie oben erläutert, antrainieren, aber all diese Methoden sind eben auch mühsam und zum Teil sehr zeitaufwendig. Daher ergibt sich die Frage, ob aus der Forschung über die biochemischen Grundlagen des Lernens nicht pharmakologische Substanzen erwachsen, die einem das Lernen, Merken und Erinnern mühelos ermöglichen.

Tatsächlich sucht die Pharmaindustrie heute nach gedächtnisaktiven Wirkstoffen, die das Lernen und Erinnern verbessern. Wirkstoffe wohlgemerkt, die gesunden Gehirnen helfen, schneller zu lernen und die Gedächtnisfähigkeit zu verbessern. Einige Wirkstoffe, die gerade erprobt werden, unterstützen die Wirkung des Neurotransmitters Glutamat und sollen so die Verstärkung von Synapsen und damit den Speichervorgang selbst verbessern. Die Wirksamkeit dieser Substanzen für ein gesundes Gehirn ist bisher noch fraglich, deshalb ist Vorsicht geboten.

Anders verhält es sich bei Alzheimer-Patienten, die ein Medikament verschrieben bekommen. Das kann tatsächlich in der Lage sein, zeitweilig das Gedächtnis zu fördern und die Symptome zu lindern (ein Heilmittel gegen Alzheimer gibt es aber bisher noch nicht). Nur funktioniert der Umkehrschluss von Kranken zu Gesunden nicht, denn was in einem kranken Gehirn die Gedächtnisleistung verbessert, muss sich noch lange nicht positiv auf die Leistungsfähigkeit gesunder Gehirne auswirken – Vergessen oder Altern sind eben keine Krankheiten.

Dessen ungeachtet investieren etwa ein Dutzend Pharmafirmen jährlich 1,5 Milliarden Euro in die Entwicklung von leistungssteigernden Substanzen für gesunde Gehirne (sogenannte Neuroenhancer). Die Umsatzerwartung von Firmen liegt bei 20 Milliarden Euro pro Jahr. Auf dem Markt sind heute zusätzlich auch schon »Gehirnjogging«-APPs oder Geräte zur direkten Gehirnstimulation. Heute liegt der jährliche Umsatz für Ginkgo-biloba-Präparate im Milliardenbereich. Ginkgo fördert die Durchblutung des Gehirns – ähnlich wie Koffein aus Kaffee oder schwarzem/grünem Tee, das eine kurzfristig belebende und konzentrationsfördernde Wirkung auf das Gehirn hat. Zwar konnte bei Substanzen gegen neurologische Erkrankungen wie Donepezil (Demenz-Erkrankungen), Methylphenidat (ADHS) oder Modafinil (Narkolepsie) bei Versuchstieren die Merkfähigkeit erhöht werden, aber Vergleichsstudien am gesunden Menschen fanden auch hier keinen Effekt. Skepsis ist also angebracht, vor allem weil die Produkte Geld kosten, Nebenwirkungen haben und der erhoffte Effekt auf erleichtertes Lernen bisher beim Menschen nicht nachgewiesen wurde.

Aber wenn man pharmakologisch nicht weiterkommt, funktioniert ja vielleicht eine direkte elektrische Einwirkung auf Gehirnareale mittels transkranialer Magnetstimulation (TMS). Im Handel sind mittlerweile Geräte erhältlich, sodass man nicht einmal zum Neurologen gehen muss. In diesen Geräten erzeugen Spulen ein Magnetfeld; wird eine solche Spule in die Nähe des Schädels gehalten, löst das Magnetfeld Depolarisation von Neuronen aus – mehr neuronale Aktivität soll die Merkfähigkeit erhöhen, so die Marketing-Logik. Tatsächlich ist es mithilfe der TMS gelungen, nachweislich einige Hirnareale gezielt zu aktivieren und zumindest einigen Patienten mit einer Depression zu helfen. Die TMS würde also bestens passen zu einem Buch, das Wege aufzeigt, wie man Gedächtnis- und/oder Gehirnleistung verbessern kann. Entsprechend haben diese Geräte mit dem Versprechen, das Erinnerungs- und Lernvermögen der Käufer zu steigern, tatsächlich ihren Weg an die Köpfe gesunder Menschen geschafft. Diese Lernmethode klingt allerdings wie abnehmen ohne weniger zu essen oder wie Muskelaufbau ohne sich zu bewegen. Vor diesem Hintergrund wird es nicht überraschen, dass es tatsächlich keinen Nachweis für die Wirksamkeit dieser Geräte gibt, was die Steigerung der Gedächtnisfähigkeit angeht, denn eine erhöhte Aktivierung aller Neurone in einem Teil des Gehirns bedeutet noch lange nicht, dass auch mehr abgespeichert oder erinnert werden kann. TMS hat meiner Meinung nach in den Händen von Laien nichts zu suchen. Es fehlt nicht nur der Nachweis der Wirksamkeit, sondern es bestehen auch Risiken wie Krampfanfälle und Nebenwirkungen wie Hautverbrennungen.

Nach heutiger Einschätzung ist es eben nicht trivial, unsere Gedächtnisfunktionen durch Pharmaka oder direkte elektrische Stimulation zu verbessern. Die Speicherung in unseren Gehirnen erfolgt anders als bei digitalen Geräten und ist weniger vorhersagbar, da neue Informationen eingebettet werden in bestehende neuronale Netze, das heißt in individuelle Wahrnehmungen, Fakten, Vorstellungen und Erfahrungen. In diesen neuronalen Geflechten tauchen immer wieder geringfügig andersartige Kombinationen von Aktivitäten auf, die diese Netze kontinuierlich, aber nicht vorhersehbar verändern. Abgerufene Erinnerungen verbinden sich hier mit früheren Erinnerungen und vernetzen sich mit diesen neu. Diese Vernetzungen werden dauerhaft und ständig modifiziert. Erinnern verändert dabei auch noch unsere bestehenden Erinnerungen, entsprechend wird man kaum durch eine unspezifische pharmakologische oder elektrische Stimulation unserem Gedächtnis auf die Sprünge helfen können.

Im Moment biete sich als Gehirndoping an: genügend trinken, etwas Kaffee, Bewegung, Neugierde und kluge Lernmethoden.

Geht Lernen mit digitalen Medien und KI leichter?

Wenn schon pharmakologische Gedächtnisverstärker keinen Gewinn bringen (zumindest für unser Gehirn), können dann neue technische Medien helfen, die Gehirnleistung zu steigern und unsere Gedächtnissysteme zu fördern? Viele Hoffnungen richten sich auf das Lernen mit digitalen Medien und digitalen Expertensystemen in Medizin oder industrieller Fertigung, aber auch auf vielen anderen Gebieten des öffentlichen Lebens.

25 Prozent aller Deutschen geben an, Fakten im Internet schnell nachzuschlagen und sie dann auch gleich wieder zu vergessen. Zwei von drei Erwachsenen kennen noch ihre alte Telefonnummer aus dem Elternhaus, wissen aber weder ihre eigene noch die Handynummer von Freunden, Kindern oder Ehefrau. Zwar ist der Wille da, das eigene Gedächtnis zu trainieren, denn nur jeder sechste Europäer glaubt, man müsse nichts mehr selbst wissen, da man es ja eh im

Smartphone/Tablet nachschlagen könne. Intuitiv scheint unser Gehirn hier Gefahren zu wittern – aber gleichzeitig stimmt auch, was der Erfinder Thomas Edison einmal festgestellt hat: »*Um die tatsächliche Arbeit des Denkens zu vermeiden, beschreitet der Mensch jeden möglichen Ausweg.*«

Vorsicht ist also da geboten, wenn man Kompetenzen aus dem menschlichen Gehirn auslagert, sodass man in der Folge weder Abläufe versteht noch Ergebnisse einordnen kann – und in der Folge sein eigenes Gedächtnis nicht mehr trainiert.

Nicht nur beim Lernen, sondern auch bei der Verwendung technischer Hilfssysteme, die unsere Leistungsfähigkeit unterstützen sollen, ist Vorsicht geboten. Ein Beispiel: Beim Autofahren verändern sich unsere Reaktionszeiten, wenn wir uns auf jedwede Art technischer Hilfsmittel verlassen: Ist zum Beispiel ein Fahrer auf sich allein gestellt, reagiert er in Zehntelsekunden auf eine unvorhergesehene Situation. Verlässt er sich auf Assistenzsysteme bei autonom fahrenden Fahrzeugen, so braucht er bis zu sieben Sekunden. Ein weiteres eindrucksvolles Beispiel ist der Uber-Unfall in Arizona aus dem Jahre 2018: Wie ein von der Polizei veröffentlichtes Video zeigt, reagierte die Technik des autonomen Fahrzeugs nicht auf eine Frau, die im Dunkeln die Straße überquerte. Die Fahrerin des Autos schaute zufällig Sekunden (!) vor dem Zusammenprall genau in die Richtung der Fußgängerin – aber sie riss nur vor Entsetzen den Mund auf, als sie begriff, was gleich geschehen könnte, anstatt selbst einzugreifen, was selbstverständlich möglich gewesen wäre! So schleppend reagiert niemand, der selbst fährt und auf den Straßenverkehr konzentriert ist.

Dieses Beispiel zeigt eindeutig, dass wir uns nicht zu sehr auf Automatisierung verlassen sollten – was nicht grundsätzlich gegen den Einsatz technischer Systeme spricht, aber es muss eine aktive Zusammenarbeit zwischen Menschen und digitaler Technik bestehen bleiben. Menschen sind ganz schlechte Beobachter einer Situation, wenn sie nicht aktiv daran teilhaben – Passivität ist die Vorstufe zum Einschlafen. Und dieser Umstand gilt auch für Lernsituationen: Wir lernen nur dann effektiv, wenn wir auch als Handelnde beteiligt sind. Wir lernen schlechter, wenn unsere Aufmerksamkeitssysteme durch Multitasking überlastet sind, aber auch wenn wir zu wenig ausgelastet sind – das Gehirn verfällt dann in einen Tagtraummodus (default mode, Grundzustand des Gehirns), der verhindert, das wir neue Informationen bewusst wahrnehmen und abspeichern. Hier gilt das sogenannte Yerkes-Dodson-Gesetz; es besagt, dass die Leistungsfähigkeit unseres Gehirns auch davon abhängt, wie sehr es ausgelastet ist; dementsprechend gilt es, das rechte Maß auch in digitalen Zeiten zu finden.

Wenn Menschen in etwas besonders schlecht sind, dann darin, reine Beobachter automatischer Prozesse zu sein und dabei die Aufmerksamkeit hochzuhalten. Außerdem sollte man für alle digitalen Hilfssysteme, die man verwendet, vom Navigationsgerät bis zur Einparkhilfe, die Grenzen kennen und wissen, wie man im Falle des Versagens dieser Systeme eingreifen kann. Wichtig ist auch, weiter auf die Stärken menschlicher Gehirne zu bauen, wie Intentionen (Absichten) zu erkennen und das Gespür für den Sinn von Handlungen anderer zu haben. Diese Fähigkeiten sind maßgeblich daran beteiligt, dass deutsche Autofahrer statistisch gesehen nur alle 300 Millionen gefahrene Kilometer einen schweren Unfall bauen.

Aber brauchen wir denn nicht digitale Medien wie Tablets und Smartphones im Klassenzimmer oder in der online-Schulung? Ist alles andere nicht hoffnungslos altmodisch? Digitale Medien sind in erster Linie Werkzeuge, und es ist gut, verschiedene Unterrichtsmedien zu verwenden, die zudem etwas mit dem Alltag der Schüler und Mitarbeiter zu tun haben. In diesem Sinne sind digitale Medien eine willkommene Ergänzung der klassischen Unterrichtsmaterialien. Allerdings müssen die dafür erst einmal die Grundlagen beherrschen: lesen, schreiben, rechnen und logisches Denken. Es reicht also völlig, digitale Medien ab der 7. Klasse einzusetzen.

Es ist darüber hinaus betrüblich, dass es laut Studien der letzten Jahre bei Universitätsstudenten eine hohe Korrelation zwischen intensiver Smartphone-Nutzung und schlechten Studienleistungen gab und jeder zweite Schüler von einer Smartphone-Sucht bedroht ist oder bereits von ihr ereilt wurde. Auf der anderen Seite bieten digitale Medien zusätzliche Lernmöglichkeiten; so erlauben sie individuelleres Lernen, da sich die Geschwindigkeit der Lern-APP nach dem einzelnen Lernenden ausrichten kann. Das Lernen selbst kann anschaulicher gestaltet sein, und die Erfolgskontrollen können individuell auf uns eingestellt werden, was die Motivation verbessert. Außerdem ist ein Lernen an jedem Ort möglich, an dem wir uns gerade aufhalten – zum Beispiel am Arbeitsplatz, also in dem Kontext, wo man das Wissen später auch braucht, was assoziatives Lernen erleichtert.

Allerdings müssen für die Einbindung digitaler Lernwerkzeuge neue Methoden entwickelt werden, sonst besteht die Gefahr, das digitale Lernprogramme nicht genügend durch Mentoren und Lehrkräfte unterstützt oder dass nicht ausgetestete digitale Unterrichtskonzepte verwendet werden, die dann in allen Bereichen Stress verursachen, ohne die entsprechenden Früchte zu tragen. Ein anderes Risiko besteht in der Illusion, dass Lernen durch digitale Medien spielend leicht wird. Das ist eine Selbsttäuschung! Egal ob es sich um Schulfächer, betriebliches Lernen oder Fremdsprachen handelt: Lernen ist mühsam, unabhängig vom verwendeten Medium. Das Gehirn merkt sich Zusammenhänge am besten, wenn es sich diese aktiv hat erarbeiten müssen.

Es gilt also beim Lernen weiterhin, analoges und digitales Lernen zu verbinden; selbst wenn es rückwärtsgewandt klingt, moderne Forschungsergebnisse deuten darauf hin, dass wir sogar gut beraten sind, einen nicht unerheblichen Teil unseres Lernens weiterhin mithilfe von Büchern zu absolvieren (man merkt sich hier mehr an Zusammenhängen und Fakten, als es Flachbildschirme leisten können, siehe auch Kapitel »Lernen aus Büchern«). Auch ist Gruppenarbeit besser evaluiert als die Einzelschulung am PC, ebenso wie die gemeinsame Erarbeitung von fachlichen Zusammenhängen mit einer

Lehrkraft oder einem Mentor. Das hängt auch damit zusammen, dass Menschen soziale Gehirne haben, die mit anderen Gehirnen lernen wollen. Dieser Umstand sollte digitale Medien nicht ausschließen, aber eben nur als eine Möglichkeit und nicht als alles beherrschende Methode sehen. Junge und alte Gehirne fördert man am besten, wenn wir digitale Medien samt Internet zur Ergänzung bestehender Lernwerkzeuge einsetzen, und nicht als Ersatz. Wir sollten Lerninhalte nicht mit Lernwerkzeugen verwechseln, und weder digitale noch analoge Lernmaterialien haben einen Selbstzweck in sich.

Eine weitere spannende Frage bezieht sich auf die Erforschung der künstlichen Intelligenz (KI). Werden Roboter, Computer und Maschinen die neuen Lernagenten? Wenn Roboter selbstständig lernen könnten, sollten wir es dann gleich ihnen überlassen? In jedem Fall sind KI-Systeme in den letzten Jahren in Bezug auf ihre Lernfähigkeit enorm leistungsfähig geworden. Erste Roboter bringen sich in Zwiegesprächen selbst eine Sprache bei oder lernen bei einer Partie des asiatischen Brettspieles »GO« neue Strategien.

In nur vier Stunden Schach lernen? Alpha Zero von dem zu Alphabet gehörenden Unternehmen Deepmind hat genau das geschafft – und danach den bis dahin besten Schachcomputer der Welt geschlagen, der schon lange vorher gegen die besten Menschen als Sieger vom Feld ging. Oder nehmen wir »Dr. Watson«, ein »IBM-Computer«, der Sprache analysieren und aus dem Kontext der Frage heraus tatsächliche sinnvolle und richtige Antwort geben kann. Damit ist Dr. Watson das wohl größte lebende Faktengedächtnis-System der Welt.

Wir müssen uns in diesem Kontext klarmachen, was mit dem Begriff künstliche Intelligenz gemeint ist und was KI leisten kann und was nicht. Historisch erlangte der Begriff 1956 zum ersten Mal Bedeutung als Marketinghilfe, um für eine Konferenz von der Rockefeller-Stiftung Geld zu bekommen im Hinblick auf Fragen der maschinellen Automatisierung. Heute meint der Begriff vor allem maschinelles Lernen aufgrund von mathematischen Algorithmen, die auf Basis der Regeln neuronaler Netze funktionieren. Die Programme lernen dabei, indem sie mit einer Vielzahl von Beispielen trainiert werden – zum Beispiel lernen sie anhand einer riesigen Zahl von Hunde-Fotos, was Hunde von Katzen oder Füchsen unterscheidet. Als lernende und selbstoptimierende Systeme werden sie auch immer besser in der Sprach- und Gesichtserkennung.

Vor allem unsere Arbeitswelt wird sich in den nächsten Jahren gravierend verändern. Roboter werden menschliche Arbeitskräfte zunehmend ersetzen, sodass wir immer stärker mit ihnen und digitalen Expertensystemen zusammenarbeiten müssen. Sundar Pichai stellt als Chef von Google zu Recht fest: *»Wir sollten nicht glauben, dass KI nicht passieren und keinen Fortschritt erzielen wird. Technologien entwickeln sich weiter. Wir müssen die Vorteile nutzbar machen, die Nachteile minimieren und uns dem ethisch verantwortungsbewusst nähern.«*

Hierbei geht es aber nicht darum, ob »Maschinen« die besseren Lerner sind, sondern wie wir diese Lernfähigkeit sinnvoll nutzen können, z.B. in der frühzeitigen Erkennung von Hauttumoren. Wir sollten aber selbstbewusst auf die herausragenden Fähigkeiten der Spezies Mensch setzen und versuchen, diese weiter zu trainieren und zu fördern. Dazu gehören:

- Empathie, sich in andere Menschen hineinversetzen zu können: Was denken und fühlen Mitmenschen ist eine zutiefst menschliche Frage, die bisher nur wir als Menschen beantworten können.
- Auch in einer sich beständig wandelnden Umwelt, in der eine unklare Datenlage in Form vieldeutiger Signale vorherrscht, ist unser Gehirn als das Produkt einer Jahrmillionen dauernden Evolution in seiner Lernfähigkeit den technischen Systemen insgesamt überlegen.
- Nur wir können lernen, ohne dass der Lernraum, also das, was gelernt werden soll, vorher definiert wurde (offenes Lernen können KI-Systeme noch nicht).

- Auch unsere Fähigkeit, Humor zu entwickeln, Verbindungen zwischen bisher nicht assoziierten Umständen zu sehen (innovativ sein), neue Ideen zu generieren und eine gemeinsame Kultur zu teilen, ist eine herausragende, von unseren Gehirnen generierte menschliche Eigenschaft.

Gerade deswegen ist es wichtig, dass wir unser Gehirn trainieren. Wir als Menschen bestimmen, welche Werte wir vertreten, und diese sind Bestandteil unseres Charakters. Es kann nicht darum gehen, technische Systeme zu bauen, die uns das Lernen und Denken abnehmen, sondern sie sollten uns dabei helfen.

Noch eine Anmerkung zu Kreativität und digitalen Medien: Ist es besser, analog zu arbeiten, um kreativ zu sein? Hierbei gilt, dass kreativ sein keine Frage des Mediums ist. Viel wichtiger ist es, kleine Phasen einzubauen, die einem erlauben, »Tagträume« zu haben, was man auch als »mind wandering« bezeichnet. Denn diese angenehme Form des geistigen Loslassens erlaubt den Blick auf das Problem von einer anderen Perspektive aus, sodass man die Chance erhöht, auf einen ungewöhnlichen und/oder neuen Lösungsansatz zu kommen. Also nicht jeden Stillstand in Wartepositionen mit einem reflexartigen Griff zum Handy beantworten, sondern einfach mal die Umwelt beobachten und die Gedanken schweifen lassen. Dadurch schaffen wir Raum für unerwartete und neue Assoziationen in unseren Köpfen!

Unser Gehirn fit zu halten bleibt also auch in Zukunft wichtig. Und zwar nicht gegen die digitalen Welten oder kluge Roboter, sondern mit ihnen. Gerade in zukünftigen Arbeitswelten mit schnell wechselnden Teams wird es darauf ankommen, dass wir zutiefst menschliche Fähigkeiten pflegen: Kommunikation, Teamarbeit, mit anderen zusammen zu lernen und jüngeren dabei ein Vorbild zu sein. Nicht umsonst belohnt unser Gehirn eigene Anstrengung mit tieferer Erkenntnis und lang anhaltender Speicherung der neuen Information – und auch mit einer besseren Langlebigkeit des Denkorgans selbst.

Macht Wohlstand Gehirne glücklicher?

Jeder weiß, das Geld kein Glück kauft, aber jeder meint auch zu wissen, dass mehr Wohlstand einer Gesellschaft mit besseren Chancen auf Glück und Zufriedenheit einhergeht. Aber so einfach sind unsere Gehirne leider nicht zufriedenzustellen, und im Gegensatz zum wachsenden Wohlstand steht unsere Gesellschaft unter der Überschrift »Unzufriedenheit ist der Sprengstoff unserer Zeit«, wie der Wissenschaftsjournalist Stefan Klein in seinem bemerkenswerten Buch »Die Ökonomie des Glücks« klarstellt. Er fasst hierbei pointiert zusammen, was viele sozialwissenschaftliche Untersuchungen der letzten Jahre bestätigen: Fast zwei Drittel aller Europäer, inklusive der befragten Deutschen, sind der Ansicht, dass es den meisten Menschen in ihrem jeweiligen Land schlechter als früher geht. Auch in den USA, wo die Menschen für ihren Optimismus bekannt sind, sehen die Umfragen gleich aus. Das überraschende an diesem Befund ist, dass gerade in den USA die Wirtschaft von 1998 bis heute um nahezu 50 Prozent gewachsen ist, gleichzeitig ist die Lebenszufriedenheit gesunken. In Deutschland werden seit 1954 vom Allensbacher Institut Umfragen organisiert, um zu erfassen, wie zufrieden die deutschen Bürger sind. Immerhin hat sich dieser Wert nicht wie in den USA verschlechtert – aber auch nicht verbessert. Ein erstaunlicher Befund, wenn man bedenkt, dass 1954 der Durchschnittslohn 230 DM (117 €) im Monat betragen hat und die Wirtschaftsleistung seitdem um ein Vielfaches gestiegen ist.

Weitere Beispiele: Isländer sind zufriedener als Norweger mit ihrem Leben, obwohl das durchschnittliche Einkommen in Norwegen doppelt so hoch als in Island ist. Andere Studien aus zum Teil sehr armen Ländern zeigen zwar, das Nicht-arm-zu-sein in der Tat zufriedener macht, aber den Reichtum darüber hinaus weiter zu fördern hat keine Auswirkungen auf die Lebenszufriedenheit. Fazit: Wohlstand allein macht weder zufrieden noch glücklich, wenn ein Zustand erreicht ist, in dem Grundbedürfnisse befriedigt werden können.

Aber woran kann das liegen? Diese Befunde basieren wohl darauf, dass wir leider oft nicht wahrnehmen, dass es uns besser geht als noch vor fünf oder zehn Jahren. Wir vergleichen uns mit den Menschen, die uns aktuell umgeben, und nicht mit uns selbst oder unserer Situation von vor zehn Jahren. Es ist der aktuelle Status, der hier einen großen Einfluss auf unsere Zufriedenheit hat, und leider messen wir diesen meist am Einkommen und an den Luxusgütern anderer Menschen, die uns direkt oder medial umgeben. Søren Kierkegaard stellte schon vor über 150 Jahren fest: »*Das Vergleichen ist das Ende des Glücks und der Anfang der Unzufriedenheit.*«

Ein weiterer Grund liegt darin, dass wir dazu neigen, uns immer neue Probleme zu schaffen. Nachdem sie aktuelle Nachrichten gesehen, gehört oder gelesen haben, beschleicht die meisten ein Gefühl, dass alles irgendwie schlechter wird. Überall scheint mehr Armut zu herrschen, Verrohung und Aggression im Straßenverkehr nehmen zu, man fühlt sich überlastet und meint, das auch bei anderen zu beobachten. Der Stress insgesamt scheint zuzunehmen, genau wie Krieg und Gewalt. Aber dieser Eindruck könnte trügen. Haben die Menschen nicht wahnsinnige Fortschritte erzielt in der technologischen Entwicklung, Wissenschaft, Wirtschaft und Politik? Vielleicht ist es auch einfach so, dass uns die Fähigkeit fehlt, die Vergangenheit unabhängig von der Gegenwart zu bewerten. Diese Hypothese hat eine Gruppe von Psychologen um Daniel Gilbert von der Harvard-Universität in einer Studie untersucht. Sie gingen davon aus, dass wir den positiven Fortschritt vor uns selbst verstecken; wir werden kritischer und legen die Messlatte noch höher. In diesem Kontext starteten die Wissenschaftler zunächst einen harmlosen Versuch, bei dem die Teilnehmer einfach blaue Punkte auf einem Bildschirm voller Punkte aussortieren sollten. Die Farbtöne reichten von sehr blau bis sehr weit in den Lilabereich hinein, dazwischen gab es verschiedene Nuancen. Nach vielen Trainingsdurchläufen verringerten die Psychologen unbemerkt die Zahl der blauen Punkte, und schon veränderte sich die Wahrnehmung der Probanden, ohne dass sie diesen Umstand selbst bemerkten. Sie suchten noch aufmerksamer nach blauen Punkten und erweiterten ihre Definition von Blau in die Richtung, dass nun auch Lilatöne als Blau gewertet wurden. Selbst als die Forscher die Probanden warnten, dass weniger blaue Punkte auftauchen würden, oder ihnen Geld als Belohnung für eine exakte Zählung versprachen, änderte das an diesen unbewusst ablaufenden Prozessen nichts. Die Versuchsteilnehmer hatten unbewusst die Aufgabenstellung umdefiniert und suchten noch genauer nach blau-ähnlichen Punkten, je weniger blaue auftauchten.

Die Wissenschaftler überprüften ihren sich erstmal banal anhörenden Versuchsaufbau in zwei weiteren Experimenten. In einem mussten die Probanden Fotos mit bedrohlichen Gesichtern zwischen neutralen und freundlichen erkennen. Nach einigem Üben gelang das den Probanden fehlerfrei. Sobald aber wütende Gesichter seltener auftauchten, empfanden auf einmal viele Probanden plötzlich auch fast neutrale Gesichter als beängstigend. Ähnliches offenbarte sich, als die Probanden darüber entscheiden sollten, ob Anträge für wissenschaftliche Studien ethisch vertretbar seien oder nicht (vorher hatten Experten die Anträge schon beurteilt und kategorisiert). Auch hier galt wieder, dass die Forscher, unbemerkt für die Probanden, die Zahl fragwürdiger Anträge nach und nach verringerten. Und schon fingen die Teilnehmer an, selbst unverfängliche Anträge als unethisch einzustufen – sie wurden in ihren moralischen Maßstäben umso strenger, je weniger ethisch nicht vertretbare Anträge dabei waren. Diese Experimente belegen, dass Menschen, sobald sie ein Problem gelöst haben oder es als nahezu gelöst ansehen, damit anfangen, das Problem umzudefinieren. Unbewusst werden sie strenger und steigern die Anforderungen. Sie schauen dann noch genauer hin, sehen Umstände, die ihnen vorher nicht aufgefallen sind. Dies legt nahe, dass die menschliche Unzufriedenheit nicht abebben wird – unabhängig davon, ob sich unsere Lebenssituation verbessert oder nicht. Probleme in unserer Wahrnehmung werden nicht verschwinden, selbst wenn sie in ihrem Ausmaß oder in der Häufigkeit stark verringert auftreten.

Ein weiteres Problem liegt in unserem Gedächtnis begründet, das langfristig die Tendenz hat, Erinnerungen positiv einzufärben. Es ist also kein Wunder, dass früher alles besser war! Als einer der Ersten hat dies Terence Mitchell von der University of Washington in Seattle untersucht. Befragt wurden die Teilnehmer mehrerer Reisegruppen, zunächst während des Urlaubs selbst. Die Antworten fielen meist durchwachsen aus. Wenn man dieselben Menschen jedoch einige Wochen und Monate später nach ihrem Urlaubserlebnis befragte, so fanden sie es fast durchweg positiver. Wir erinnern uns an die positiven Aspekte eines Erlebnisses stärker als an die negativen!

Stimmt es also, dass wir einfach nicht anders können, dass wir als geborene Pessimisten genetisch vorherbestimmt immer nur das Schlechte(re) im Hier und Jetzt sehen? Wenden sich die Dinge zum Positiven, blicken wir unabwendbar einfach negativer und kritischer auf die Welt? Vielleicht gibt es doch einen eleganten Ausweg, gegen diese psychische Tendenz anzukämpfen: Wenn wir uns bewusst machen, dass wir dazu neigen, niemals das Ende eines Problems sehen zu können, könnten wir versuchen, im Voraus genau festzulegen, wann etwas als gelöst/erledigt gilt. Das ist die eine Medaillenseite, die andere ist: Warum den Standard nicht heben, wenn ein bestimmtes Ziel erreicht wurde? Vielleicht geht es noch besser, als man es am Anfang definiert hat? Nur sollte man sich dann den gehobenen Lebens- und Sicherheitsstandard auch klarmachen, sonst bleibt man selbst – oder Teile einer Gesellschaft – auf hohem Niveau unzufrieden und verlernt die Fähigkeit, echte von unechten und wichtige/drängende Probleme von fast gelösten zu unterscheiden.

Auch für das eigene Glück gilt, dass es sich nur dann im Gehirn als längerfristiges Gefühl der Zufriedenheit einnistet, wenn man genau beobachtet, was ist und was war. Wohlstand ist dabei wichtig, aber er bedeutet nicht automatisch Wohlbefinden, und schon gar nicht wird er automatisch von akuten Glücksgefühlen begleitet. Diese Gleichsetzung (mehr Wohlstand = mehr Glück) ist wohl eine der größten Illusionen der letzten Jahrhunderte, und es gilt, einen

Teufelskreis zu vermeiden, der die Genussansprüche ebenso wie die Problemwahrnehmung immer weiter nach oben treibt.

Wir müssen demnach unterscheiden zwischen »Glückszustände empfinden« und »glücklich« zu sein, die aus neurobiologischer Sicht wenig miteinander gemeinsam haben. Auch zwischen »Zufriedenheit«, die ein langfristig empfundenes Grundgefühl ist, und »Glück« muss man unterscheiden. Zufriedenheit speist sich aus unserer Erinnerung und unserem Verstand. Sie ergibt sich, indem wir bewerten, was wir erlebt haben, was wir glauben, noch zu erleben, und indem wir uns mit anderen vergleichen bzw. daraus, wie dieser Vergleich ausfällt. Im Unterschied zum Grundgefühl der Zufriedenheit ist neurologisch vorgegeben, dass Glücksgefühle genau wie Euphorie kurzfristig sind. Auch noch so viele Erfolge können die Glücksgefühle eines Menschen nur kurzfristig erhöhen. Den Grund dafür, dass man sich an Glück gewöhnt wie an eine Droge, die man dann in immer höherer Dosis braucht, liegt im menschlichen Gehirn, das in beiden Fällen mit der Ausschüttung von Dopamin reagiert und dadurch die Suche nach dem Belohnungsreiz verstärkt. Was uns am Anfang glücklich gemacht hat, kann nicht auf Dauer wirken. Glück ist ein kurzes, spontanes Gefühl. Sobald wir beginnen, den Glücksgefühlen hinterherzulaufen, geraten wir in einen Teufelskreis.

Oft wird vergessen, dass für unser Wohlbefinden langfristige Zufriedenheit weit wichtiger ist – und es ist auch ein weitaus dauerhafteres Gefühl als Glück. Dieses Wohlbefinden stellt sich vor allem ein, wenn wir eigene Entscheidungen treffen dürfen (Autonomie), wenn wir das Gefühl haben, etwas Sinnvolles zu tun, wenn wir mit anderen im Team arbeiten und wenn Fairnessgebote eingehalten werden. All das sind wichtige Grundpfeiler für das persönliche Wohlbefinden – und ganz nebenbei auch für den Staat und für Unternehmen, denn zufriedenere Mitarbeiter sind leistungsbereiter und übernehmen bereitwilliger Aufgaben, die das Zusammenleben in einer Gesellschaft fördern (Ehrenamt) und dadurch den Staat entlasten. Für das

Wohlbefinden spielt das Einkommen natürlich eine Rolle, denn nicht arm zu sein und eine gute Grundversorgung zu genießen wirkt sich auf die Zufriedenheit und das Wohlbefinden durchaus positiv aus. Im Vergleich dazu sind aber die Effekte des »immer reicher Werdens« eher klein. Unser mit Dopamin im Gehirn arbeitendes Erwartungssystem treibt uns an, ständig neue Ziele zu erreichen. Glücksgefühle sind dagegen im Gehirn immer nur von kurzer Dauer; sobald ein bestimmter Status erreicht ist, erlöscht die Dopamin-Ausschüttung und wird erst wieder entfacht, wenn wir das nächste, höhere Ziel anvisieren – genau genommen ein Antrieb, der sein Ziel nie erreichen wird. Zumindest nicht, wenn wir nicht durch bewusstes Nachdenken und achtsame Selbstwahrnehmung dem entgegenwirken.

Niemandem soll hier das Gehalt, der verdiente Lohn oder die letzte Boni-Zahlung schlecht geredet werden. Ich gebe nur für die Gestaltung des eigenen Lebens und der eigenen Ziele Folgendes zu bedenken: Eine große Zahl von psychologischen und neurobiologischen Studien weist darauf hin, dass für die langfristige Zufriedenheit im Leben eine wichtige Stellgröße darin besteht, dieses Leben mit anderen zu teilen, mit der Familie, mit Freunden und Arbeitskollegen.

Noch ein letzter Gedanke dazu – was würde Sie glücklicher machen: Sich selbst etwas Schönes zu kaufen oder jemand anderem für den gleichen Betrag etwas zu schenken? Als die kanadische Psychologin Elisabeth Dunn mit ihrem Team Studenten diese Frage stellte, antworteten diese mit großer Mehrheit: für sich selbst. Als diese Studenten aber zu einem späteren Zeitpunkt in zwei Gruppen eingeteilt wurden und real Geld in die Hand bekamen, um entweder sich selbst (Gruppe 1) oder anderen (Gruppe 2) etwas zu kaufen, war das eigene Glücksempfinden größer, wenn das Geld für andere ausgegeben wurde!

Das Streben nach Geld kann tatsächlich auf das Gemüt schlagen; so konnte der Nobelpreisträger Daniel Kahneman überzeugend belegen, dass gut situierte Familien sich umso häufiger stritten bzw. in ängstlicher, schlechter oder wütender Stimmung waren, je höher ihr

Einkommen war. Nicht, weil Geld zu besitzen etwas Schlechtes bewirkt, sondern weil das Streben nach Geld anscheinend unseren Verstand und auch unsere Gefühle verwirren kann. Wichtig ist, dass man neben dem Streben nach Wohlstand auch die anderen Bedürfnisse des Gehirns befriedigt: menschliche Nähe, anderen helfen zu wollen, selbst bestimmen zu können, was man machen möchte.

Bedenkenswert, was Voltaire zu diesem Thema schrieb: »*Die Menschen suchen ihr Glück, ohne zu wissen, auf welche Art sie es finden können: wie Betrunkene ihr Haus suchen, im unklaren Bewusstsein, eins zu haben.*«

Nutzen wir tatsächlich nur 10 Prozent unseres Gehirns?

Eine der besonders hartnäckigen Mythen lautet, dass wir nur 10 Prozent unseres Gehirns nutzen. 90 Prozent sollen brachliegen; das würde bedeuten, dass jeder Mensch ein ungeheures Potenzial besitzt, um seine denkerische Leistungsfähigkeit und seine Lernleistung zu steigern, wenn er nur diese ungenutzte Rechen- und Speicherkapazität nutzen könnte. Man müsste demnach nur einen Weg finden, diese unzureichend genutzte »Ackerfläche« des Gehirns zu erschließen. Eventuell reicht ja sogar reine Willenskraft, um die Leistungen unseres Gehirns deutlich steigern zu können. Das scheint perfekt zu diesem Buch zu passen, fehlt nur noch der »Schlüssel«, mit dem man dieses Potenzial an Geisteskraft entfaltet.

Leider ist der Leistungsausbau unseres Gehirns nicht so einfach, sonst würde dies am Anfang des Buches und nicht unter »Mythen« stehen. Diese Aussage wurde allerdings nie von Neurowissenschaftlern formuliert, sondern von einer großen amerikanischen Buchhandelskette, die im Jahre 1910 ihre Bücher damit bewarb, dass man durch Lesen sein Gehirnpotenzial von zehn Prozent der aktuellen Nutzung deutlich erhöhen könnte.

Dass Lesen bildet, will ich nicht bestreiten, aber es gibt keine einzige wissenschaftliche Veröffentlichung, die diese Annahme bestätigt, ja es ist nicht einmal klar, worauf sich diese zehn Prozent überhaupt beziehen – auf die Anzahl gleichzeitig aktiver Neurone (hoffentlich sind es nicht mehr, sonst hätten wir einen epileptischen Anfall), oder soll es sich auf unsere Gehirnareale beziehen, was dann hieße, dass 90 Prozent des Gehirnvolumens ungenutzt sind.

Auch ist es nicht richtig, dass die Hirnforschung von 90 Prozent aller Gehirnareale nicht weiß, an welchen kognitiven Fähigkeiten sie beteiligt sind und diese »Terra Incognita« damit den Raum unseren »Potenzials« definieren könnte. Trotzdem hält sich das 10-Prozent-Gerücht hartnäckig, und man hört und liest immer wieder, wir würden nur einen kleinen Teil unserer Hirnkapazität ausschöpfen. Doch warum sollten wir überhaupt so viel neuronales Brachland mit uns herumschleppen? Dann wäre es doch besser, wenn wir gleich mit kleineren, energieeffizienteren Gehirnen ausgestattet wären? Die Vorstellung, in jedem von uns würden ungeahnte Potenziale schlummern, mag verlockend sein, aber wir brauchen für die verschiedenen Tätigkeiten Tag und Nacht unser gesamtes Gehirn. Wer mit Vorliebe auf dem Sofa vor dem Fernseher herumlümmelt, dessen Hirn verrichtet nicht so viel Arbeit wie bei jemandem, der zum Zeitvertreib Schach spielt. Doch selbst Sesselhocker haben keine völlig brachliegenden Hirnareale, auch wenn die vorhandenen sicher mehr leisten könnten.

Die Vorstellung, dass unser Gehirn ähnlich wie eine Scheune im Wesentlichen leer steht und viel Platz für das Einfahren der Wissens- und Lernernte hat, ist also falsch. Was aber stimmt, ist der Umstand, dass sich, wenn wir etwas lernen, die Verschaltungswege zwischen Nervenzellen verändern. Effektive und die Lerninhalte kodierende Verbindungen werden verstärkt, andere abgebaut. Im Gehirn kann man Software und Hardware nicht voneinander trennen, Erfahrung und Lerninhalte verändern immer auch die Struktur des Gehirns, und tatsächlich werden diese Strukturen ausgebaut, wenn wir etwas lernen.

Wer also viel lernt, am besten ein Leben lang, und nicht nur viel weiß, sondern ein optimal vernetztes Gehirn hat, der ist auch besser gegen neuronalen Verlust im Alter geschützt, denn Gedächtnisprozesse sind auf allen Ebenen sehr mobile Prozesse, denen nichts Statisches anhaftet. So vermuten Lernforscher, dass sich das Langzeitgedächtnis für ein bestimmtes Ereignis nicht an einem bestimmten Ort befindet, an dem alle Informationen, die zu diesem Ereignis gehören, zusammengeführt werden, sondern dass es nach dem Prinzip der Aufgabenteilung durch sogenannte »multiple Repräsentationen« über die Großhirnrinde verstreut ist. Heute geht man davon aus, dass Gedächtnisprozesse nicht Eigenschaften einzelner Moleküle, sondern eine Netzwerkeigenschaft einer zusammen verschalteten Gruppe von Nervenzellen sind. Die Einspeicherung erfolgt durch die Regulation der Stärke und der Anzahl der synaptischen Kontakte. Die »eine« Gedächtnisspur, die etwa alles zum Begriff Kaffeetasse gespeichert hat, gibt es nicht. Je mehr wir im Zusammenhang mit einer Person oder bestimmten Begrifflichkeiten, Fakten und Abläufen erleben, desto mehr dieser multiplen Repräsentationen existieren. Und je mehr dieser Kopien vorhanden sind, desto sicherer sind sie gegen Verlust geschützt.

Diesem Modell folgend, gibt es für den Begriff Kaffeetasse ein semantisches, auditorisches und motorisches Sprachgedächtnis. Wir wissen, in welchem grammatikalischen Zusammenhang man den Begriff einsetzt, wir wissen, wie der Begriff klingt, wie eine Kaffeetasse aussieht und welches unsere Lieblingstasse ist. Genauso wissen wir aber, wie sich die Tasse anfühlt, wie frisch gebrühter Kaffee in dieser Tasse riecht, und wir haben eine unendliche Zahl an Erlebnissen mit Kaffeetassen abgespeichert, zwar nicht an einem bestimmten Ort im Gehirn, aber verteilt über nahezu beliebig viele Orte.

Selbst wenn das Gehirn keine ungenutzten Bereiche hat, kann man seine Leistungsfähigkeit dennoch steigern, so als ob man einzelne Bereiche hinzuschalten würde, wie Beispiele aus dem Leistungssport zeigen: Die Existenz von Energiespeichern, die wir gewohnheitsmäßig nicht anzapfen, ist im Phänomen des »zweiten Windes«

aus sportlichen Wettkämpfen bekannt. Normalerweise hören wir auf, wenn wir an die erste effektive Schicht der Ermüdung gelangen. Sie bildet ein Schutz vor Überanstrengung, und diese erste Grenze entsteht meist aufgrund der Erwartungshaltung, die das Gehirn an die eigene Leistungsfähigkeit hat. Wenn uns aber eine ungewöhnliche Notwendigkeit zum Weitermachen zwingt, erleben wir oft eine Überraschung: Die Müdigkeit wird bis zu einem bestimmten kritischen Punkt immer schlimmer, bis diese vermeintliche Erschöpfung allmählich oder sogar plötzlich vergeht und wir uns sogar wieder frischer fühlen. Wir haben offensichtlich eine neue Quelle an geistiger oder körperlicher »Energie« erschlossen, die vorher maskiert war durch die gewohnheitsmäßige Denkweise, was wir glauben leisten zu können. Ja, sogar ein dritter oder vierter »Leistungsaufwind« kann uns ereilen; das haben viele Wanderer schon erlebt, die auf dem Weg zum Gipfel aufgeben wollten. Dann können mentale ebenso wie körperliche Leistungen erbracht werden, die wir uns nie erträumt hätten. Wann kommen wir über diese Leistungsklippe? Entweder wenn etwas völlig Ungewöhnliches passiert, wir emotional stark aufgewühlt werden oder unsere Neugierde geweckt wurde. Entscheidend ist hier in jedem Fall der zusätzliche Wille zum Durchhalten, der uns über die angenommene Schwelle hebt. Es ist eine Sache des Kopfes, nicht der Muskulatur. Vielleicht muss man gar nicht lebensbedrohliche Situationen suchen, um seine angenommene Schwelle zu überwinden, vielleicht muss man sich einfach etwas zutrauen – auch auf die Gefahr hin, ab und an zu scheitern.

Fazit: Die 10-Prozent-Behauptung ist, um es mit den Worten des Nobelpreisträgers Wolfang Pauli zu sagen, »so falsch, dass nicht einmal ihr Gegenteil richtig wäre«. Und doch steckt eine tiefere Wahrheit hinter dieser Aussage: Wir können tatsächlich die Leistungsfähigkeit unseres Gehirns verbessern, wenn wir richtig lernen und das Lernen und Denken systematisch sortieren, wenn wir uns etwas zutrauen oder unser kritisches Denken schulen –– zum Beispiel um uns zu vergewissern, ob verführerische Behauptungen stimmen könnten.

Fördert Brainstorming die Kreativität?

Selten wird in Unternehmen der Begriff Gehirn verwendet, schon gar nicht als englischer Fachbegriff (brain), aber ausgerechnet beim Brainstorming ist es so. Beim Gruppentreffen mit Kollegen soll unwidersprochen jede Idee geäußert werden, um Ideen zu finden oder auch Lösungen zu komplexen Problemen zu erhalten. Statt eines Sturms im Wasserglas ein Sturm an Ideen zwischen vernetzten Gehirnen.

Natürlich hat es mittlerweile viele wissenschaftliche Studien dazu gegeben, und als Neurowissenschaftler ist man neugierig, ob eine Methode, die Gehirn (= brain) im Namen trägt, denn auch funktioniert. Leider hat sich gezeigt, dass die klassische Form des Brainstormings ganz schlechte Noten erhält. Vergleicht man die Lösungsfindung von sechs Personen im Brainstorming-Gruppenmodus gegen Einzelarbeit (jeder der sechs Mitarbeiter arbeitet allein für sich an einem Thema), so sind die Einzelarbeiter effektiver als die Brainstorming-Gruppe. Vor allem ist dies der Fall, wenn sich alle Personen einer Brainstorming-Gruppe gut kennen – hier entwickelt sich ein Gruppendenken, dass sich aufeinander eingependelt hat. Man kommt zu schnell auf gleichartige Lösungen.

Beim klassischen Brainstorming wird jeder Gedanke auch ausgesprochen – egal wie sinnvoll die Idee ist, in der Hoffnung, dass die Gruppe dadurch irgendwann auf den »genialen Einfall« kommt. Und genau das ist in Meetings schwierig, es kann hier leicht zu einem Ideenstau bei den anderen Zuhörern kommen, denn während ein Gruppenmitglied seine Idee vorstellt, müssen die anderen zuhören und warten. Die Folge ist, dass ihre Ideen in der Warteschleife Gefahr laufen, unbewusst angepasst werden, wenn die Gruppenmitglieder einander gut kennen, oder dass andere eigene Ideen verworfen oder schlicht vergessen werden.

Besser als das klassische Brainstorming ist ein anderes Vorgehen, bei dem man Einzelpersonen mit verschiedener Fachexpertise erstmal für sich allein über ein Problem nachdenken lässt (mit klarer Zielvorgabe). Erst dann ist es gewinnbringend, ein Meeting einzuberufen, wofür man am besten eine gemischte Gruppe aus miteinander gut bekannten und weniger bekannten Mitarbeiten, Fachexperten und auch Menschen mit größerem Abstand zum Thema auswählt. Auch hat sich gezeigt, dass Lösungen besser werden, wenn man sich widerspricht, Ideen verwirft und auf der Basis von Kritik neue Ideen entwickelt – so wird keine Zeit damit vertan, sich in Sackgassen zu verlieren.

Interessant in diesem Kontext ist, dass sich Gruppen mit einem hohen Frauenanteil erfolgreicher schlagen als reine Männergruppen. Warum? Frauen erwiesen sich dabei nicht per se als klüger oder kreativer, sondern vor allem als kommunikativer. Als man daraufhin die wenigen erfolgreichen Männergruppen genauer analysierte, zeigte sich, dass auch diese überdurchschnittlich kommunikativer waren und wenig Gruppenhierarchien aufwiesen. Männer scheinen häufiger zu hierarchischen Strukturen zu neigen als Frauen. Wichtig also, dass alle in einer Gruppe kritisch miteinander kommunizieren, entsprechend der Formeln $q \cdot c = $ Erfolgschancen. Hierbei ist »q« der Bekanntheitsquotient in einer Gruppe mit der richtigen Mischung aus bekannten und weniger gut bekannten Mitarbeitern und die Variable »c« die kommunikative Intelligenz einer Gruppe. Je höher $q \cdot c$ ist, umso besser. Der IQ-Mittelwert aller Mitarbeiter hatte übrigens nur eine geringe Bedeutung für den Erfolg des Brainstormings zu einem kreativen Problem. Wenn Gruppen nicht entsprechend dieser Vorgaben zusammengesetzt werden können, ist es effektiver, allein zu arbeiten und nachzudenken.

Auch was die Sitzungskultur in Unternehmen, Universitäten, Krankenhäusern, ja in jeder größeren Organisation im Allgemeinen angeht, kann man sich nur wundern, wie viel Lebens- und Lernzeit hier vernichtet wird. Allein die Kosten bezogen auf das Jahresgehalt sind immens. Die Firma Xerox hat sich einmal die Mühe gemacht, diese Sitzungskosten zu berechnen. Sie betragen allein

100 Millionen Euro im Jahr nur an Gehalt (Reisekosten noch gar nicht eingerechnet, ebenso wenig wie Frustrations- und auch Regenerationskosten).

Interessant ist, dass wir eine Sitzung, ein Meeting etc. dann am positivsten beurteilen, wenn wir dort selbst viel geredet oder es einberufen haben; daraus lässt sich der Schluss ziehen, dass Führungskräfte Meetings meist überschätzen.

Warum gibt es dann so viele Sitzungen, wenn alle (bis auf die, die eine Sitzung einberufen haben) darüber schimpfen? Man müsste doch annehmen, dass die Effektivitätsfilter in unserem Gehirn das nicht zulassen würden. Aber man sollte nicht unterschätzen, welche Bedeutung Sitzungen über den Informationsaustausch und die Entscheidungsfindung hinaus haben. Es geht hierbei auch um Autonomie, das heißt an Entscheidungen beteiligt zu sein, was die Motivation fördert und jedem ein Team- und Gemeinschaftsgefühl gibt: Man ist Teil von etwas Größerem. Auch im Umkehrschluss gilt: Mitarbeiter werden demotiviert, wenn sie nicht wenigstens teilweise selbstbestimmt agieren können und nicht nur ein Spielball der Umstände oder von anderen Menschen sind. Autonomie am Arbeitsplatz, zumindest seinen Willen ausdrücken zu können, hebt die Stimmung und Leistungsfähigkeit sogar noch mehr als Boni-Zahlungen. Gehirne sind eben immer auch soziale Gehirne, die sich in einer Gemeinschaft mit anderen Gehirnen am wohlsten fühlen. Studien zeigen dementsprechend, dass je arbeitsteiliger eine Organisation ist, umso mehr Sitzungen gibt es – nur so kann eine Beteiligung vieler gesichert werden. Aus all dem ergibt sich eine To-do-Liste für eine gute Sitzungskultur, egal ob es sich um ein Brainstorming oder ein Routine-Meeting handelt:

- Gruppendenken sollte unbedingt vermieden werden (group think). Das kann man am ehesten erreichen, wenn Arbeitsgruppen so ausgewählt werden, dass es eine Mischung aus bekannten und weniger bekannten Kollegen gibt.

- Die Leiterin/der Leiter einer Diskussion sollte sich anfangs zurückhalten. Neue Ideen kommen nicht zustande, wenn konformistisch dem Chef zugestimmt wird (und dazu neigen unsere Kommunikationskulturen). Je flacher die Hierarchie ist und je mehr kommuniziert wird, umso besser fällt das Ergebnis aus.
- Gehen Sie nie zu einer Sitzung, die keine Agenda hat. Allerdings gilt auch, dass Tagesordnungen zwar unablässig sind, aber auch Raum für Dynamik und Flexibilität lassen sollten.
- Am effektivsten sind Sitzungen mit nicht mehr als 7 bis 8 Teilnehmern, jeder weitere senkt die Effektivität um bis zu 10 Prozent (beim Brainstorming können es auch mal 12 sein). Vor allem sollte man die Regel des Begründers von Apple, Steve Jobs, berücksichtigen: keine Zuschauer! Diese bergen die Gefahr, dass kritische oder risikoreiche Gedanken gar nicht erst geäußert werden. Das Meeting wird zur Aufführung und führt nicht zu einem ehrlichen Gedankenaustausch.
- Arbeit nimmt genau so viel Zeit in Anspruch, wie man für sie ansetzt. Also Meetings nicht zu lang terminieren und auch einmal ungewöhnliche Zeitformate wagen. Eine Sitzung kann statt einer Stunde auch mal 43 Minuten dauern oder um 11:07 Uhr beginnen.
- Am effektivsten sind kurze Treffen gleich am Beginn des Tages, durchaus auch mal im Gehen oder im Stehen. Abwechslung in der Form und Struktur einer Sitzung regt auch das Gehirn an, auf neue Ideen zu kommen,
- Es hilft auch, mit den Sitzungsverläufen selbst zu experimentieren, z.B. erst schweigend zwei Minuten nachzudenken oder gemeinsam etwas Kurzes zu lesen und sich dann auszutauschen.

Ist Stress immer der Feind des Lernens?

Antistress-Kampagnen sind ebenso wie Anti-Aging-Werbungen allgegenwärtig. Wir müssen uns entspannen, dem Stress entkommen, sonst drohen Herzinfarkt, Schlaganfall und der Verlust all unserer Gedächtnisfunktionen. Denken, lernen und kreativ sein ist unter Stress so gut wie unmöglich – heißt es überall. Aber stimmt es eigentlich, dass wir jede Art von Stress meiden sollten, um effektiv lernen zu können? Ist Stress der natürliche Feind der neuronalen Speicher- und Abrufprozesse? Muss, wer sein Gehirn und vor allem sein Gedächtnis fördern möchte, vor allem dem Stress entkommen?

Wie jeder aus Erfahrung weiß, ist es so einfach nicht. Es ist so viel über Krankheiten, die durch Stress induziert werden, geschrieben worden, dass man sich wirklich fragen kann, wozu die Stressreaktion im Laufe der Evolution wohl entwickelt wurde. Man muss sich nur einen Mitschüler bei der Befragung durch den Lehrer (oder einen Mitarbeiter, der vom Chef zu einem verzögerten Projekt befragt wird) vergegenwärtigen, um zu sehen, was durch Stress induzierte Denkblockaden bewirken können.

Doch die Stressreaktion hat auch handfest Vorteile, dies kann man am einfachsten an einer konkreten Situation erklären: Wenn ein Mensch von einem Raubtier gejagt wird, müssen beide versuchen, all ihre Energieressourcen für diese konkrete Situation bereitzustellen. Im Jäger, wie auch im gejagten Tier, laufen die gleichen Stressreaktionen ab, die man auch als Kampf-und-Flucht-Reaktion des Körpers bezeichnet. Diese Reaktionskette im Körper ist auf kurzfristige physische Aktivität ausgerichtet. Bei modernen Menschen kann sie dadurch, dass Stress auch psychologisch ausgelöst werden kann, zu einer belastenden Dauersituation werden, die nicht in einer physischen Aktivität mündet. So sitzt der moderne Mensch z. B. regungslos im Stau in seinem Auto oder auf seinem Stuhl im Klassenzimmer oder Büro. Kein Raubtier jagt uns durch die Savanne, obwohl die physiologischen Parameter, würde man sie messen, dies vermuten ließen.

Trotzdem gilt auch noch heute, dass Stress in richtiger Dosierung, wenn man mit ihm umzugehen lernt, die Denkfähigkeit aktivieren kann. Stress ist eine Reaktion des Körpers auf einen erwarteten erhöhten Energiebedarf und die Konzentration auf eine Aktivierung des Herz-Kreislauf-Systems und der Muskulatur. Zur gleichen Zeit wird weniger Energie in Verdauung und Immunsystem investiert – kein Problem, wenn wir einer stressigen Situation nur kurzfristig ausgesetzt sind.

Erst wenn Stresshormone hockkonzentriert und über eine längere Dauer (Tage, Wochen) auf das Gehirn einwirken, reduzieren Nervenzellen ihre Arbeit und nehmen keine Informationsspeicherung mehr vor. In extrem hoher Konzentration kann das Stresshormon Cortisol (ein Glucocorticoid) sogar dazu führen, dass vor allem der Hippocampus seine Aktivität komplett einstellt – ein regelrechter »Blackout« kann uns ereilen, der das Lernen ebenso wie den Abruf von Erinnerungen und Fakten komplett unterbindet. Denkblockaden sind also die Folge einer unkontrollierten Stressreaktion des Körpers, nicht der Stressreaktion an sich.

Stress entsteht aber nicht nur durch soziale Isolation, Mobbing und Überforderung, sondern die Stressachse wird auch immer aktiviert, wenn uns etwas Fremdes und Unbekanntes begegnet. Diese Reaktion in unvertrauten Situationen ist evolutiv auch sinnvoll, da es wichtig sein kann, in unbekanntem Gelände und bei Begegnungen mit Fremden darauf vorbereitet zu sein, schnell zu reagieren – eben mit Flucht oder Kampf. Wenn etwas unverhofft geschieht, ist es egal, ob der Schreck durch einen äußeren Reiz oder einen Gedanken ausgelöst wird – psychologischen Stress und Stress durch eine reale, äußere Gefahr unterscheidet das Gehirn nicht.

Eine Gegenmaßnahme, die man ergreifen kann, wenn man merkt, dass einem Unbekanntes bedrohlich erscheint: Starten Sie den Versuch, aktiv zu handeln, nicht nur zu reagieren, sondern zu agieren. Welche Handlungsalternativen haben wir in einer neuen Situation? Liegt in dem Neuen nicht auch eine Chance? Wer es schafft, dabei seine Neugierde zu wecken, und nicht nur den Gedanken an das mögliche eigene Versagen nachhängt, kann die Stressreaktion des Körpers auf ein gesundes, energiefreisetzendes Maß eindämmen und damit die Vorteile der Stressreaktion nutzen (erhöhte Aufmerksamkeit und ein höheres Energielevel). Haben wir es geschafft, die Neugierde auf das Neue zu wecken, vertreibt Stress zudem die Angst, denn Neugierde führt zur Freisetzung von Dopamin im Gehirn und dies wiederum bewirkt, dass der Körper seine Stressreaktion auf das Unbekannte schneller wieder herunterreguliert. Dopamin hemmt die Ausschüttung des Stresshormons Adrenalin, somit können wir durch Neugierde die natürliche Angst vor dem Unbekannten überwinden.

Einschränkend muss man hinzufügen, dass es darüber hinaus auch eine genetische Veranlagung gibt, wie offen man für Neues ist. Einige Menschen suchen geradezu neue Situationen, anderen bereitet sie größeres Unbehagen und Stress. Entscheidend ist jedoch, wie wir diese Stressreaktionen bewerten, was wir uns zutrauen und ob wir uns Handlungsmuster zurechtlegen, die uns zu agierenden, zu handelnden Menschen machen.

Aufschlussreich sind in diesem Kontext auch Experimente, die von den Psychologen Marty Seligmann und Steve Maier vor einigen Jahren durchgeführt wurden. Zunächst konnten sie an Hunden zeigen, dass diese unterschiedlich reagierten, wenn sie glaubten, einer ausweglosen Situation ausgesetzt zu sein. Einige Tiere suchten erst gar nicht einen Ausweg und zeigten eine heftigere Stressreaktion, als dies bei den Tieren der Fall war, die trotzdem nach einem Ausweg suchten. Ganz konkret: Bekamen die Tiere unangenehme Elektroschocks, denen sie nicht entkommen konnten, gab es einige, die schnell aufgaben und sich der Situation fügten, während andere Hunde die ganze Zeit versuchten, einen Weg aus der unangenehmen Situation zu finden (beide Gruppen waren erfolglos, da es keinen Ausweg gab). Entscheidend ist das zweite Experiment: Einige Zeit später wurden die Hunde in eine vergleichbare unangenehme

Situation gebracht; dieses Mal war es jedoch relativ unkompliziert, ihr zu entkommen. Die Hunde, die vorher versucht hatten, eine Lösung zu finden, sprangen nun ganz einfach von der elektrischen Plattform; die Tiere, die das schon vorher früh aufgegeben hatten, ergaben sich auch dieser eben nicht ausweglosen Situation sofort und zeigten eine heftige Stressreaktion. Der Fachbegriff dafür lautet »Learned helplessness«, erlernte Hilflosigkeit, die auch bei einer Depression eine wichtige Rolle spielen kann.

Betrachten wir das Ganze aus Sicht des Gehirns: In einer stressbehafteten Situation arbeitet in unserem Gehirn die Amygdala auf Hochtouren, indem sie alle Informationen zusammenfasst, die bedrohlich wirken und als Reaktionen auf diese »Bedrohung« die physiologischen Reaktionen im Gehirn und in unserem Körper koordiniert. Die Amygdala orchestriert hierbei nicht nur die Stressreaktion des Körpers, sondern ist auch für das Angstgedächtnis zuständig. Alle Umstände, die wir mit dem Zustand der Angst assoziieren, werden in der Amygdala abgespeichert. Wenn wir uns einmal in einer Situation hilflos gefühlt haben, erhöhen sie die Wahrscheinlichkeit, sich in einer ähnlichen Situation wieder ähnlich zu verhalten. Die Amygdala presst dann die Gedanken in enge Denkmuster, assoziatives Denken (häufig wichtig, um einen Ausweg oder die Lösung für ein Problem zu finden) wird unterdrückt, stereotype Verhaltensweisen werden verstärkt.

Auch diese Experimente erinnern uns daran, dass bereits die Suche nach einem Weg, um eine Situation zu meistern, egal wie schwierig sie ist, die Stressreaktion mildert und damit das Denken fördert. Neben dem Glauben an sich selbst hilft es auch, sich immer wieder genau den Situationen auszusetzen, die einem Stress bereiten. Wer Neues lernt, in dem er sich immer wieder selbst testet (also eigene kleine Prüfungen durchführt nach dem Muster Testen/Lernen/Testen/Lernen) macht sein Gehirn sogar widerstandsfähiger gegen solche Stresssituationen, wie eine Studie von 2016 zeigen konnte. Hierbei konnten die Wissenschaftler aufdecken, dass Stress, den man zu bewältigen glaubt, die Lernleistung sogar fördert! Je tiefer das Wissen kodiert ist, umso stressresistenter ist der Abruf gegen Stress. Sind wir uns umgekehrt unsicher, da unser Wissen für die Situation, egal ob es ein Test, ein Vortrag oder ein Gespräch ist, auf das wir uns hätten vorbereiten sollen, wackelig ist, sind wir auch stressanfälliger.

Stress darf also ruhig immer mal wieder auftreten, solange es ein gelegentlicher Sturm auf einem ansonsten auch immer wieder ruhigen Gewässer ist. Leider leben wir heute in einer hektischen Zeit, da sich unsere Arbeits- und Lebenswelt bedingt durch Digitalisierung und Globalisierung immer rascher ändert. Daraus resultieren Unsicherheit (uns fehlen die altbekannten Bezugspunkte des Handelns) und eben zusätzlicher Stress. Doch aus diesen Stresskomponenten machen wir erst einen chronischen Dauerzustand, indem wir z.B. mithilfe digitaler Medien versuchen, an mehreren Orten gleichzeitig zu sein. Unser Privatleben »erzwingt« auch am Arbeitsplatz ständig schnelle Antworten; umgekehrt ist die Arbeit oft auch zu Hause präsent und lässt uns glauben, hier ebenso schnell reagieren zu müssen. Wir haben keine Auszeiten mehr bzw. präziser gesagt, wir nehmen uns keine mehr. Wir sind dieser Situation aber nicht ausgeliefert. Der heutige Stress in unserem Zeitmanagement ist eben auch eine Frage, *wie* ich etwas bewerte und *welche* Handlungsoptionen ich mir selbst ermögliche. Und er hängt auch damit zusammen, inwieweit ich mir selbst Stresspausen einräume (auch bei objektiv hoher Arbeitsbelastung)!

Es gibt einfache Möglichkeiten, ohne Yogamatte und langes Meditationstraining, ohne Achtsamkeits-APP (die alle auch ihre Vorteile haben!) und ohne Personal-Trainer das Bewusstsein als Ruhepunkt der Materie gegen den Stress einzusetzen: Man kann einfach in den Wald gehen! Ein Waldspaziergang beruhigt die Stressachse des Gehirns und stärkt zusätzlich das Immunsystem. Nicht sexy, schon gar nicht neu (in der japanischen Medizin heißt dies schon seit Urzeiten »Shin-rin-yoku« = im Wald baden), aber hocheffizient. Wissenschaftler an der Universität in Michigan sind dem jetzt neurowissenschaftlich auf den Grund gegangen: Schon ein 20-minütiger Waldspaziergang senkt die Blutkonzentration des wichtigsten Stresshormons Cortisol, nicht nur aufgrund der angenehmen Waldumgebung, sondern auch weil die Bäume neben Sauerstoff auch ätherische Öle freisetzen – sie sorgen dafür, dass der Cortisolspiegel reduziert und das Immunsystem gestärkt und Stress abgebaut wird. Hinzu kommt, dass körperliche Aktivität die Konzentration der Stresshormone noch weiter senkt. Diese letzte Information für alle als Tipp, die die ätherischen Öle für einen Verdampfer zu Hause (oder am Arbeitsplatz) kaufen möchten in der Hoffnung, dort weiterarbeiten zu können und mithilfe eines Teils dieser Düfte im eigenen Haus oder am Arbeitsplatz die Stressreaktion zu überlisten. Wer so denkt, kann tatsächlich für ein angenehmes Raumklima sorgen, aber er unterschätzt auch die Stressachse unseres Gehirns enorm! Düfte allein bewirken noch keine nachhaltige Entspannung, sondern es kommt auf den Gesamtkontext an. Der Wald als Sehnsuchtsort ist seit dem Aufkommen der Romantik am Beginn des 19. Jahrhunderts ein feststehender Begriff und hat nun auch seine neurowissenschaftlich-fundierte Bedeutung mit der Aussicht, die Symptome stressgeplagter Menschen in der digitalen Moderne zu lindern.

Es ist also ein Mythos, dass man Stress immer meiden muss – erstens wird einem das nicht gelingen, zweitens kann Stress beleben und leistungssteigernd sein. Doch die Stressreaktion des Gehirns darf nicht zu stark werden, und das hängt auch damit zusammen, wie wir Stress bewerten und ob wir lernen, damit umzugehen (Handlungsvarianten erfinden, Rituale einbauen, mit sich selbst reden). Zum anderen brauchen wir Pausen, denn erst Dauerstress führt zu chronischen Erkrankungen vom Herz bis zum Gehirn. Gönnen Sie sich und Ihrer Stressachse also immer mal wieder eine Pause, durch digitale Freiräume, Sport – oder Spaziergänge im Wald.

Was das Gehirn klug macht

Dadurch, dass wir die Gedächtnissysteme in unseren Gehirnen steigern, erhöhen wir auch die Leistungsfähigkeit des Gehirns, und zwar mehr, als dies jede verfügbare Droge vermag. Neben den Fördermaßnahmen für das Gedächtnis, deren Katalog die bisherigen Kapitel umrissen haben, gibt es noch weitere Trainingseinheiten, die unser Gehirn in seinen vielfältigen Fähigkeiten, zu erkennen, zu denken und zu handeln, fördern und stärken. Davon soll jetzt die Rede sein.

Mal andere Töne: Musik und Gehirn

Wie so oft, sind es die scheinbar nutzlosen Aktivitäten, die den größten Nutzen bringen. Um im Kopf fit zu bleiben und unser Gehirn jung zu halten, spielen Sport und soziales Engagement eine wichtige Rolle. In Bezug auf kluges und einfühlsames Handeln ist es tatsächlich die Musik, die einen großen Nutzen hat. Klar ist jedem die rätselhafte Macht, die Musik über unsere Gefühle hat. Man läuft durch die Straßen, und plötzlich ertönt aus einem Geschäft oder von einem Straßenmusiker eine bekannte Melodie, die einem das Herz schneller schlagen und wohlige Schauer über den Rücken laufen lässt. Die dabei hervorgerufenen Emotionen beruhen auf persönlicher Erfahrung und wecken Erinnerungen, die in körperlichen Reaktionen fühlbar werden. So individuell der Musikgeschmack selbst auch ist, so gilt doch allgemein, dass Musik Gefühle wecken kann. Sie nimmt Einfluss auf unsere Gemütslage und auf unsere Motivation für bestimmte Tätigkeiten; es gibt Rhythmen, die einen sofort dazu verleiten, Tanzschritte zu vollführen; andere rühren uns zu Tränen, während uns kirchliche Choräle in eine meditative Grundstimmung versetzen. Und Musik kann auch dem Gedächtnis als Assoziationsstütze auf die Beine helfen, ähnlich stark, wie dies manche Gerüche vermögen. Fällt Ihnen eine wichtige Begebenheit aus Ihrer Jugend nicht mehr ein, spielen Sie die Musik, die Sie in diesem Lebensabschnitt gehört haben. Die Chance, sich dann an Namen zu erinnern, steigt um ein Vielfaches.

Obwohl sich Musik dadurch auszeichnet, starke Gefühle hervorzubringen, begannen Hirnforscher vor Kurzem, ihre Wirkung auf unser Gehirn insgesamt genauer zu untersuchen. So konnte gezeigt werden, dass, wenn uns Musik gefällt, Teile des Stirn- und Schläfenlappens auf der linken Seite stärker aktiv sind (die Gehirnhälfte, die vor allem positive Emotionen verarbeitet). Mögen wir ein Musikstück nicht, sind vergleichbare Gebiete auf der rechten Hirnseite involviert, die auch sonst vor allem negative Emotionen verarbeiten. Auch hier ist das für Gefühle zuständige limbische System beteiligt. Als angenehm empfundene Musik bringt neben Teilen des Stirnlappens den Gyrus cinguli – eine weiter im Innern des Gehirns liegende Großhirnwindung – in Schwung. Und schließlich hängen die durch Musik hervorgerufenen freudigen Schauer mit dem Belohnungssystem des Gehirns zusammen – vielleicht ist dies auch der Grund, warum wir immer wieder Musik gerne hören. Auch wurde untersucht, welche Gehirnareale aktiv werden, wenn wir von einem bestimmten Musikstück eine Gänsehaut bekommen. Hierbei konnte gezeigt werden, dass der Nucleus accumbens aktiv wird; zusammen mit dem Dopaminsystem ist er wichtig für das Erwartungs- und Belohnungssystem in unserem Gehirn (wenn man so will eine Drogenapotheke des Gehirns, die ganz legal mit Opium und Morphium verwandte Substanzen ausschüttet).

Ebenso wichtig ist aber der Umstand, dass Musik eine Abnahme der Aktivität im Mandelkern (Amygdala) bewirkt. Dieser Bestandteil des limbischen Systems ist vor allem für die Verarbeitung von Angst zuständig und an einer übermäßigen Aktivierung der Stressreaktion des Gehirns beteiligt. Musik kann also über eine Reduktion der Angststärke auch den Stresslevel des Gehirns reduzieren. Allein durch das Hören von Musik vor einer sportlich oder intellektuell anstrengenden Tätigkeit kann zweierlei bewirkt werden: Zum einen aktiviert es unser Motivations- und Belohnungssystem und steigert damit die Leistungsfähigkeit sowie die Leistungsbereitschaft, zum anderen vermindert es Angst- und Stresszustände, indem die Amygdala beruhigt wird. Auch dies kennt man aus eigener Erfahrung: Wer in einen dunklen Keller gehen muss, fängt oft unwillkürlich an zu pfeifen oder zu singen, um genau diese Angst durch wohltuende Melodien zu unterdrücken.

In diesem Kontext wirkt Musik also auf doppelte Art und Weise, erstens fördert sie die Motivation, über eine Aktivierung des Belohnungssystems des Gehirns, und zweitens mindert sie unsere Angstzustände, indem die Amygdala beruhigt wird. Darüber hinaus konnten Forscher nachweisen, dass über Musik unsere Wachheit und Aufmerksamkeit gestärkt werden kann. Damit wird mittels Musik nicht nur insgesamt das Wohlbefinden, sondern auch die Motivation und damit Leistungsfähigkeit in Bezug auf eine Herausforderung gesteigert. Aus Sicht der Hirnforschung hat also das schon das Musikhören positive Effekte. Und es kann darüber hinaus auch dem Gedächtnis auf die Sprünge helfen – allerdings muss auch hier der Euphorie des leichten Lernens gleich wieder Einhalt geboten werden. Es gibt zwar eine kurzfristige Wechselwirkung zwischen Musik, die ja aus einer mitunter komplizierten Sequenz von Noten besteht, und der Intelligenz, aber der Effekt ist nur von kurzer Dauer. Führt man einen Intelligenztest durch, nachdem die Probanden z. B. Musik von Mozart gehört hatten, so fallen die Testergebnisse um vier Prozentpunkte besser aus als bei den Versuchspersonen, die vorher keine

Musik gehört hatten – allerding hat dies nichts mit klassischer Musik zu tun und galt auch nur für die Hälfte der Probanden. Die andere Hälfte wurde durch das Hören von Musik einfach nur abgelenkt. Dabei spielt auch das Alter eine Rolle: Jüngere Menschen können die Ablenkung, die Musik für das Arbeitsgedächtnis bedeutet, besser bewältigen als ältere Menschen und profitieren entsprechend von der Stimmungsaufhellung durch Musik (wenn sie ihnen gefällt). Und selbst dann ist diese Leistungssteigerung nur von kurzer Dauer, so als sei Musik eine gute Lockerungsübung, wenn man schnell Probleme lösen oder Sprache rasch verarbeiten will. Erklären lässt sich der Effekt damit, dass Sprache und Musik in Bezug auf das Analysieren von Sequenzen sehr ähnlich sind. Es ist also ein Mythos, dass Musikhören dauerhaft die Intelligenz von Kindern steigert, vor allem kann man sich das Beschallen mit Musik für ungeborene Kinder sparen (außer die Mutter findet die Musik entspannend und wohltuend).

Noch beeindruckender sind die Ergebnisse, wenn man sich die Effekte bei Menschen anschaut, die von Kindesbeinen an selbst muszieren. Denn es ist wissenschaftlich gut belegt, dass aktives Musizieren langfristig schlau macht. Zum einen wird das Arbeitsgedächtnis durch anspruchsvolles Musizieren gestärkt. Man muss Noten lesen, Rhythmen im Kopf erkennen und all das in komplexe motorische Handlungen umformen. Häufig werden dabei, wie etwa bei Schlagzeug oder Klavier, die Hände sogar mit verschiedenen Rhythmen bewegt, was uns ungeheuer schwerfällt und dazu führt, dass auch noch die Verschaltungen zwischen den beiden Großhirnhemisphären besonders effektiv ausgebildet werden. Bei Testverfahren, bei denen es vor allem auf Geschwindigkeit ankommt, trägt dies maßgeblich dazu bei, die Kombinationsfähigkeit des Gehirns zu verbessern. Dieser Einfluss ist dauerhaft, wenn Kinder in sehr frühen Jahren mit dem Musikunterricht beginnen. Musizieren geht einher mit einem hohen Maß an Training für große Teile des Gehirns und stellt damit eine intensive Art des Gehirnjoggings dar.

Damit ist die Reise in die wundersame Wirkung der Musik auf unser Gehirn noch nicht beendet, sondern wir können noch einen Bogen zur Alzheimer-Krankheit spannen. Diese trifft nicht nur den Patienten selbst, sondern immer eine ganze Familie, vor allem die engsten Angehörigen, die diese Menschen pflegen. Entsprechend darf man diese Erkrankung nicht allein durch den Tod der Nervenzellen im Gehirn betrachten, sondern muss die gesamte betroffene Familie mit im Blick haben. So konnten Neurologen an der Universität Leipzig zeigen, dass bei der Alzheimer-Krankheit nicht unser gesamtes Gedächtnis zerstört wird, sondern dass Inseln der Erinnerungen bleiben. Überraschenderweise gehört zu diesen Inseln das Musikgedächtnis. Um das besser zu verstehen, wurde mithilfe bildgebender Verfahren das Langzeitgedächtnis für Musik genauer vermessen. Hierbei lauschten die Probanden Musik, die aus einem lange bekannten Musikstück, aus einem kurz zuvor schon einmal gehörten Lied oder einer ihnen völlig unbekannten Melodie bestand. Dadurch konnte für die langfristige Speicherung von Liedern oder bestimmten Rhythmen ein Gehirnareal im hinteren Teil des Stirnlappens identifiziert werden, das auch bei der Speicherung von Bewegungsabläufen wichtig ist. Neben dem für das Hören von Musik zuständigen Schläfenlappen stellte sich als Speicherort für Ohrwürmer und Lieblingslieder ein Bereich im Gehirn heraus, der komplexe motorische Abläufe verarbeitet – so als spielten wir wirklich im Geiste die Musik mit, die wir hören. Vergleicht man nun die für die musikalische Erinnerung relevanten Regionen aus der gesunden Gruppe mit anatomischen Befunden aus einer Studie mit Alzheimer-Patienten, so stellt man fest, dass diese dort weniger Nervenzellen als im übrigen Gehirn verlieren. Wo im Gehirn Musik verarbeitet und gespeichert wird, haben die Neurone aus bisher noch unbekannten Gründen einen besonderen Schutz. Auch der Stoffwechsel sinkt dort nicht so stark ab. Das Ausmaß der Ablagerungen ist ähnlich wie in anderen Gehirngebieten, führt aber nicht zu den sonst üblichen Gehirnschäden, so als schütze Musik diese Areale vor dem Untergang. Die Gehirnregionen des Musikgedächtnisses gehören damit zu den Arealen, die bei Alzheimer-Patienten den geringsten Verlust von Neuronen aufweisen.

Die Ergebnisse belegen, dass für den Erhalt bestimmter Regionen des Langzeitgedächtnisses das aktive Musizieren einen besonderen Schutz für Alzheimer-Patienten darstellt, sodass die mit Musik befassten Gehirnareale länger erhalten bleiben als das autobiografische Gedächtnis oder unser Wortgedächtnis. Deshalb funktioniert es möglicherweise auch in späteren Stadien der Krankheit noch weitestgehend. Darüber hinaus haben Musikgedächtnis-Areale eine erhöhte Netzwerkverbindung zu anderen Knotenpunkten des Gehirns und können so den Verlust von einzelnen Verbindungen ausgleichen.

Auch für die therapeutische Nutzung von Musik hat dies ganz konkrete Relevanz. So können Pfleger und Angehörige versuchen, Alzheimer-Patienten über Musik zu erreichen, um damit Gefühle zu wecken und auch an andere Erinnerungen wieder anzuknüpfen. Hierbei zeigt sich, dass Patienten Liedzeilen mitsingen können, obwohl ihnen das Sprechen sonst nahezu unmöglich geworden ist. Sogar längst verschollen geglaubte Erinnerungen können dank der magischen Kraft der musikalischen Assoziation wiedererweckt werden. Diese besondere Wirkung von Musik, vor allem wenn wir aktiv musizieren, sollte zu jeder elterlichen und schulischen Frühförderung gehören, nicht nur, weil es klug und emotional einfühlsamer macht und kommunikativ oder durch die Stressbewältigung vor einer Aufführung die Resilienz für das spätere berufliche Leben erhöht, sondern auch weil es in Bezug auf die Alzheimer-Krankheit vorbeugend wirkt. Nicht jeder wird darauf anspringen, aber dann bleiben ihm immer noch Sport oder andere künstlerische Hobbys.

Musik und Gehirn

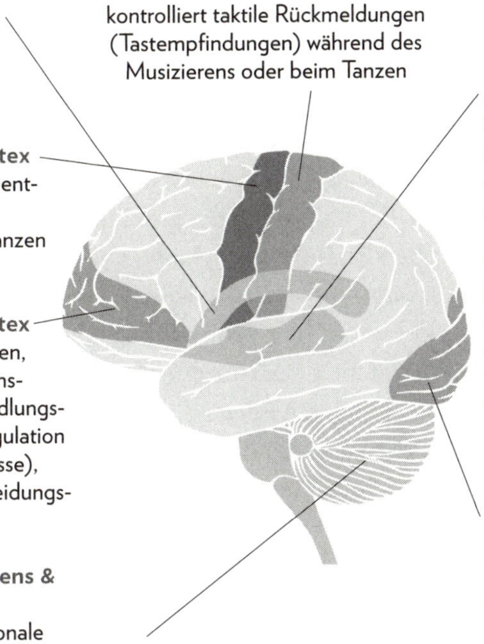

Sensorischer Kortex
kontrolliert taktile Rückmeldungen
(Tastempfindungen) während des
Musizierens oder beim Tanzen

(Gehirn-)Balken
verbindet beide
Gehirnseiten
miteinander

Motorischer Kortex
involviert in die willent-
liche Kontrolle der
Bewegung beim Tanzen
oder Musizieren

Präfrontaler Kortex
kontrolliert Verhalten,
Ausdruck (situations-
angemessene Handlungs-
steuerung und Regulation
emotionaler Prozesse),
wichtig für Entscheidungsfindung

**Nucleus accumbens &
Amygdala**
involviert in emotionale
Bewerung und Reaktion
auf Musik, wichtig für das
Wiedererkennen von
Situationen (Lage siehe
Abb. 4)

Auditorischer Kortex
(Hörzentrum/Hörrinde)
dient der Verarbeitung und
dem Bewusstwerden von
akustischen Reizen

Hippocampus
involviert in Musikerinnerung,
-erlebnis und -kontext
(u.a. emotionale Bewertung
von Musik), unabdingbar
für die Einspeicherung neuer
Gedächtnisinhalte (Lage
siehe Abb. 6)

Visueller Kortex
(Sehrinde) involviert beim
Noten lesen und beim
Beobachten der eigenen
Tanzbewegungen

Kleinhirn
involviert in die Bewegungen beim Tanzen oder Instrument
spielen (steuert die Motorik: zuständig für Koordination,
Feinabstimmung, unbewusste Planung und das Erlernen von
Bewegungsabläufen; ermöglicht Abruf trainierter, automati-
sierter Bewegungsabläufe ohne Nachzudenken) sowie in
emotionale Reaktionen

Abb. 7: Musik wirkt vielfältig im Gehirn, vor allem das aktive Musizieren ist
reales Gehirnjogging vom Klein- bis zum Großhirn.

Erwarten Sie viel von sich –
und auch von anderen!

Natürlich würde man gerne hören, dass man ein Ziel oder ein bestimmtes Leistungslevel erreicht, nur weil man es sich vornimmt – oder noch besser: Man schafft, was andere von einem erwarten. Etwas amerikanisch-optimistisch vereinfacht, aber doch mit einem wahren Kern und gegen unsere Intuition ist tatsächlich etwas dran an dem, was Henry Ford, der Begründer der gleichnamigen Automobilfirma, von sich gegeben hat: *»Ob man glaubt, etwas zu können, oder glaubt, es nicht zu können – man hat immer recht.«*

Dies beruht nicht nur auf den Beobachtungen eines großen Firmenchefs, sondern zeigt sich auch in ernsthaften Untersuchungen wie die der Harvard-Psychologin Ellen J. Langer. In einem ihrer mittlerweile als klassisch zu bezeichnenden Experimente hat sie Senioren aus Altersheimen eine Woche lang sich selbst versorgen lassen und sie gleichzeitig durch alte Musikstücke und Alltagsgegenstände bis hin zu Büchern und Zeitungen in ihre Jugendjahre zurückversetzt. Eine Vergleichsgruppe wurde weiterhin normal versorgt, und es gab keine Hinweise auf die Zeit ihrer Jugend.

Der erste Effekt war, dass die Senioren der »Zurück in die Jugend«-Gruppe lebten und dachten, wie sie es als 20-Jährige getan hatten. Schon nach nur einer Woche bewegten sie sich aufrechter und irgendwie jünger, zeigten mehr Eigeninitiative und waren am Ende der Reise in die Vergangenheit in Gedächtnistests leistungsstärker. In vielen weiteren Experimenten konnte Langer zeigen, dass der Haupteffekt darin bestand, dass sich die Probanden durch die Umweltreize jünger und damit leistungsfähiger fühlten! Die meisten Senioren konnten sogar ihren IQ-Wert verbessern. Ein anderer Effekt beruhte auf der Selbstversorgung der Probanden; sie mussten plötzlich selbst Entscheidungen treffen und ihre Handlungen wieder selbst planen. Alles Tätigkeiten, die den Stirnlappen mobilisieren und stärken. Aber entscheidend für die neue Leistungsfähigkeit war das wieder erstarkte Selbstvertrauen der Senioren. Dies hing damit zusammen, dass sie sich durch die Umgebung geistig und körperlich jünger fühlten und eine Reihe von Erfolgserlebnissen verbuchten hinsichtlich der Fähigkeit, den Alltag allein zu meistern (etwas, das ihnen im Altersheim komplett abgenommen wurde). Letzteres zeigt, dass geistige Leistungsfähigkeit auch etwas damit zu tun hat, was wir von uns selbst erwarten und ob wir an uns glauben. So unglaublich das klingt, aber unsere geistigen Schranken bestimmen eben auch, wo die Grenzen unseres denkerischen Potenzials liegen. Menschen, die positiv über das Altern denken, leben länger als solche, die eine weniger positive Einstellung dazu haben, wie die amerikanische Wissenschaftlerin Becca Levy herausfand.

Aber es zeigt sich auch, dass nicht nur die eigene Meinung zählt, sondern auch die von anderen Menschen. Am besten sind die Einflüsse der Erwartungshaltung bei Senioren untersucht. Wer im Alter von der Kultur, in der er lebt, und von den Menschen, die ihn direkt umgeben, geachtet wird, zeigt eine stärkere Leistungsfähigkeit seines Gehirns, vor allem in Bezug auf das Gedächtnis. Und auch umgekehrt gilt: Negative Vorurteile gegenüber der Leistungsfähigkeit im Alter führen dazu, dass sich objektivierbare Testergebnisse verschlechtern! Die Prophezeiungen über unsere Leistungsfähigkeit in der Selbsteinschätzung und auch im Urteil der anderen hat tatsächlich einen Einfluss auf die reale Fitness, sowohl körperlich als auch geistig. Ein gut beschriebenes Beispiel, wie stark unser Urteil auch reale biologische Effekte beeinflusst, ist der Placeboeffekt, bei dem der Glaube an vermeintliche Medikamente, selbst wenn es nur Traubenzuckertabletten sind, die Wirksamkeit beeinflusst. So konnten aktuelle Studien zeigen: Wenn man Versuchspersonen eine wirkungslose Tablette als Schmerzmittel verkauft, fiel die Placebo-Wirkung umso stärker aus, je höher der Preis der »Tabletten« war – und umgekehrt: Wurden sie als Sonderangebote verkauft, ließ der Effekt nach!

Dies kann man sehr gut praktisch umsetzen, vor allem um Vorurteilen zu begegnen und Vertrauen in die eigene Leistungsfähigkeit zu tanken: Führt man Probanden in kontrollierten Studien ihre kleinen Erfolgserlebnisse und ihre gestiegene Leistungsfähigkeit bei Übungsprogrammen vor Augen, überwinden sie leichter ihre eigenen kognitiven Schranken. In vielerlei Hinsicht ist somit Vertrauen in die eigene Leistungsfähigkeit und auch Vertrauen in andere Menschen ein wichtiger Schlüssel zum Erfolg. Wir meinen oft, unsere intellektuellen Leistungen seien (zumindest gefühlt) gar nicht besser geworden, obwohl wir trainiert haben. Dabei müssen wir nur genau hinsehen, die Zwischenziele genau evaluieren und mit den Anfängen vergleichen! Hier hilft bereits zu lernen, wie man das Ausmaß seiner realen Schwächen und Stärken erkennen kann. Es stimmt nicht immer, dass man so gut ist, wie man glaubt zu sein, aber was wir uns zutrauen und wie wir unsere Kompetenzen erleben ist von überragender Wichtigkeit für unser Lernvermögen und für die Fähigkeit, in komplexen, unklaren Situationen zu guten Lösungen zu kommen. Unser Selbstwertwertgefühl ist somit ein wichtiger Faktor für unsere geistige Fitness – und was wir anderen zutrauen, beeinflusst deren Leistungsfähigkeit.

Dies hat praktische Konsequenzen für die Frage der Geschlechterdifferenzen, die manchmal genetisch bedingt sind, häufig aber kulturell überzeichnet werden und eben auch etwas mit der Erwartungshaltung zu tun haben, die für Männer und Frauen häufig unterschiedlich ist. Vor allem geht es um die Bereitschaft von Männern und Frauen, sich einem Wettbewerb zu stellen. In einer aktuellen Studie wurde bestätigt, dass Männer eine höhere Wettbewerbsbereitschaft im Vergleich zu Frauen zeigen. Dieser Umstand kann sich eben auch auf geschlechtsspezifische Unterschiede bei Löhnen und dem beruflichen Aufstieg auswirken. Ein Faktor – neben Vorurteilen – könnte ein weniger ausgeprägtes Konkurrenzdenken bei vielen Frauen sein. In einem Versuch haben Wissenschaftler nun gezeigt, dass dieser Unterschied mithilfe des sogenannten Priming (Bahnung) deutlich verringert werden kann. Bahnung ist eine effiziente Arbeitsweise des Gehirns, sich schnell anhand ganz weniger, meist unbewusst verarbeiteter Hinweisreize in eine Situation hineinzuversetzen. In dem konkreten Experiment wurden zunächst positive persönliche Erinnerungen aktiviert, anschließend wurden Männer und Frauen einer Konkurrenzsituation ausgesetzt. Tatsächlich führten verschiedene Priming-Situationen zu unterschiedlichen Leistungen von Männern und Frauen. In der neutralen Gruppe zeigte sich das geschlechtstypische Muster: 40 Prozent der Männer, aber nur 14 Prozent der Frauen entschieden sich dafür, in den Wettbewerb mit anderen zu treten. Anders jedoch verlief das Experiment, wenn sich die Probanden eine Begebenheit vor Augen führten, auf die sie positiv Einfluss hatten: Bei Frauen hatte dieses Priming den Effekt, dass sich nun 20 Prozent entscheiden, mit anderen in Konkurrenz zu treten, während es auf Männer keinen weiteren Effekt auf das Konkurrenzverhalten verzeichnete, im Gegenteil: Weniger Männer stellten sich nach diesem Priming einer Konkurrenz. Die Wissenschaftler erklären diese unterschiedliche Wirkung damit, dass die Erinnerung an eine einflussreiche Situation allen Personen eine realistische Einschätzung der eigenen Fähigkeiten ermöglicht. Während diese Erinnerung an einen Erfolg bei Frauen das Selbstbewusstsein stärkt, hält es Männer eher davon ab, sich selbst zu überschätzen und ein erhöhtes Risiko einzugehen. Auf diese Weise führt die Voreinstellung in unseren Gehirnen dazu, dass sich Männer und Frauen in ihrem Wettbewerbsverhalten annähern. Frühere Studien hatten gezeigt, dass der Umgang mit Konkurrenzsituationen ein wesentlicher Faktor für die Benachteiligung von Frauen im Berufsleben ist. Anwendungsmöglichkeiten gibt es in Bezug auf die Stärkung des Selbstbewusstseins in der Förderung von Menschen unterschiedlichen Geschlechts in Schule und Beruf.

Abschließend sei nochmal betont, dass unsere eigene Einschätzung maßgeblich beeinflusst, mit welcher Leistungsstärke unsere Gehirne arbeiten – und auch wir nehmen Einfluss auf andere und sollten auch denen die Chance geben, sich zu ändern und vielleicht ja sogar an ihren Aufgaben zu wachsen. Shakespeare schrieb einmal folgende nachdenklich machende Zeilen: »*Unsere Zweifel sind Verräter und führen häufig dazu, dass wir das Gute, das wir häufig erreichen könnten, nicht bekommen, weil wir den Versuch, es zu erreichen, gar nicht wagen.*«

Wie innere Dialoge die Kreativität und die Motivation fördern

Wir können uns Mut zureden, oder eben Angst. Vor allem aber haben wir die einmalige Fähigkeit, mit uns selbst zu reden. Manchmal können wir uns sogar dadurch am besten trainieren und motivieren, dass unser Gehirn mit sich selbst in einen Dialog tritt. Wenn wir uns genau beobachten, stellen wir fest, dass dieser innere Dialog, diese innere Stimme, sehr oft in uns erklingt, zumindest wenn wir nicht jede Pause mit digitalen Geräten verbringen. Deutlich wird das auch gerade bei Kindern, die im Rollenspiel vertieft laut mit sich selbst sprechen und diesen inneren Dialog für alle hörbar ausleben.

Wenn wir mit uns selbst reden, machen wir das selten so laut, wie Kinder dies tun. Aber jeder Erwachsene kennt diese Gespräche, die man in seinem Kopf mit seinem eigenen »anderen Ich« führt, wenn man auf dem Rad ist, in der Arztpraxis sitzt, auf den Zug wartet oder Karotten schneidet. Manchmal ist diese innere Sprache ein langer Gedankenstrom, manchmal sind es aber auch Ermahnungen: »Heute verzichtest du auf den Nachtisch«; »das schaffst du«; »reg dich nicht auf«; »lass die anderen ausreden« – all das Sätze, die wir zu uns selbst sagen, um uns zu disziplinieren oder anzufeuern.

Aber ist dieser innere Monolog eigentlich echtes Sprechen? Der Schriftsteller Vladimir Nabokov beschrieb diesen Umstand folgendermaßen: »*Wir denken nicht in ganzen Worten, sondern in Schatten von Wörtern.*« Was er meinte, ist, dass, wir, wenn wir mit uns selbst reden, meist eine sehr verkürzte Form des Sprechens verwenden, keine ganzen Sätze oder Wörter. Wenn man nun mit bildgebenden

Verfahren die Gehirnaktivität von Menschen bei einem inneren Dialog beobachtet, stellt man fest, dass die gleichen Sprachareale auf der linken Großhirnhemisphäre aktiv sind, als würden wir tatsächlich mit anderen sprechen. Es zeigt sich auch, dass wir sowohl eine verkürzte Form des Sprechens verwenden, wie Nabokov vermutet hat, aber auch völlig gleichwertig zur gesprochenen Sprache ausgefeilte innere Monologe führen. Überraschenderweise werden darüber hinaus Gehirnareale in der rechten Hirnhemisphäre zwischen dem Schläfen- und Scheitellappen aktiviert, die nur dann involviert werden, wenn wir in sozialen Situationen mit anderen Menschen zusammen sind. Es sind neuronale Netzwerke, die soziale Beziehungen und Interaktionen kodieren. Es kommt also quasi zu einem Dialog zwischen der sprachbegabten linken und der sozial-involvierten rechten Großhirnhemisphäre. Unser »innerer Monolog« ist für das Gehirn in Wirklichkeit ein »echter Dialog«. Unser »ich« redet mit einem imaginären »du«. Bei diesem inneren Dialog simulieren wir eine soziale Situation – aus Sicht der Hirnforschung haben wir eine richtige, gepflegte (oder wütende) Konversation mit einer simulierten zweiten Person in unserem eigenen Kopf.

Was ist der Grund oder besser: Was ist der evolutive Vorteil dieses inneren Dialoges? Warum sprechen wir mit uns selbst? Zunächst mal gibt es viele Anwendungen dieser inneren Sprache, beispielsweise die Förderung der Kreativität. Sobald wir also die Fähigkeit des inneren Dialoges entwickelt haben, können wir mit anderen Menschen, auch wenn diese nicht anwesend sind, debattieren und dabei Ideen weiterentwickeln. Wir haben quasi einen Platz in unserem Kopf für die Perspektive eines anderen. Wir können uns selbst Fragen stellen, diese aus einem neuen Blickwinkel heraus beantworten und so unbekanntes Terrain betreten. Wir können zwei verschiedene Standpunkte einnehmen und durch die Perspektive »des anderen in unserem Kopf« leichter zu neuen, kreativeren Lösungen kommen. Zudem können wir diese hohe Kunst des inneren Dialoges nutzen, um uns anzufeuern oder um uns einen Spiegel vorzuhalten.

Es nützt hier übrigens nichts, sich selbst Mantra-artig ständig zu sagen »das schaffst du schon«, wenn wir nicht auch Erfolgserlebnisse im Umgang mit schwierigen Situationen sammeln, aber diese Erfolge stellen sich eben eher ein, wenn man ein wenig länger durchhält, eben Durchhaltevermögen (grit) zeigt! Was man zudem für sich üben kann, ist die Kunst, »sich selbst Mut zuzusprechen«. Allein durch diese Art des inneren Dialoges wird man aktiv und fühlt sich einer stressbehafteten Situation nicht einfach nur ausgeliefert – die aktive Rolle der inneren Stimme reduziert bereits messbar die Stressbelastung, in dem sie die ausgeschüttete Menge an Stresshormonen halbiert. Die Stressbelastung nimmt also schneller ab, wenn wir Handlungsalternativen entwickeln, ja schon allein dadurch, dass wir aktiv mit uns reden. Selbstgespräche können ein wichtiger Schlüssel sein, um sich Mut und Zuversicht zuzusprechen und sich dadurch in die Lage zu versetzen, wieder klar zu denken, um dann Handlungsalternativen zu entwickeln. Nehmen Sie selbst in Ihrem Kopf die Rolle des Trainers/Coaches ein. Wenn Sie das Gefühl haben, »das wird nichts«, sagt ihre innere Stimme: »Das kann sein, aber wenn du dir das einredest, wird es bestimmt wahr. Denk doch daran, dass dir beim letzten Gespräch/Test/Vortrag auch etwas Gutes eingefallen ist.« Oder führen Sie sich Situationen vor Augen, in denen Sie einfach Glück hatten oder Ihnen jemand geholfen hat. Diese Art des inneren Dialoges kann man regelrecht trainieren, um Stress zu bewältigen.

Weiterhin ist es im Kontext der Gedächtnisfitness hilfreich, mit sich selbst zu sprechen, um Gelerntes zu verfestigen, aber auch um Gedanken, Handlungen oder Ideen nochmals vor dem geistigen Auge zu kontrollieren! Dies ist einer der großen evolutiven Vorteile der Spezies Mensch: Wir sind so ausgestattet, dass wir mit uns selbst sprechen können: Wir sind in der Lage, im Kopf, im inneren Dialog eine Situation durchzuspielen, und müssen uns nicht direkt einer zum Beispiel lebensgefährlichen Konstellation aussetzen. Kurzum: Unsere Gedanken können immer wieder sterben, ohne dass gleich unser Leben bedroht wird.

Unsere inneren Stimmen sind eine hohe Kunst, die evolutiv erprobt und für gut befunden wurde. Das nächste Mal, wenn wir einen solchen inneren Gesprächsraum betreten, sollten wir dort verharren und uns selbst zuhören, ohne ihn durch das Drücken von Handytasten zu versperren. Es könnte sein, dass es uns beflügelt, wenn es uns anfeuert, diszipliniert, wenn es uns ermahnt, oder eine andere Perspektive oder Meinung besser verstehen lässt. In jedem Fall haben uns unsere inneren Stimmen viel zu sagen. Es wird Zeit, ihnen mal wieder zuzuhören, anstatt zu daddeln.

Verstand oder Bauchgefühl, was ist besser?

Kluge Gehirne haben viel Erfahrung auf ausgewählten Gebieten, nur so werden wir zu Experten in Beruf, Hobby und Sport. Und gerade bei den Dingen, für die wir Experten sind, können wir gar nicht immer sicher sagen, warum wir so schnell zu einer Entscheidung oder einer raschen Analyse in zum Teil komplexen Situationen gekommen sind. Wir sagen dann, dass wir uns auf unser Bauchgefühl, auf unsere Intuitionen verlassen haben. Es gibt also offensichtlich neben den langsamen Entscheidungsprozessen, die vom bewussten Nachdenken und damit vom Stirnlappen abhängen, auch noch schnelle, oft unbewusste Entscheidungsprozesse, die wir Intuition nennen. Diese Intuitionen haben natürlich nichts mit wirklichen »Bauchgefühlen« zu tun, aber tatsächlich liegen sie eine Etage tiefer im Gehirn unterhalb der Großhirnrinde, und zwar in den mächtigen Basalganglien. Diese Kerngebiete des Endhirns arbeiten allerdings, ohne dass wir uns der dort ablaufenden Entscheidungsprozesse bewusst werden, und sie sind meist nicht sprachlicher Natur. Dies erklärt auch, warum es manchmal schwierig ist, Entscheidungen, die uns klar und eindeutig scheinen, auch sprachlich zu begründen.

Allerdings sind Ratio und Intuition keine Widersprüche. Um gute Entscheidungen zu treffen, braucht man Intuition (Gefühle) und Verstand (Ratio). In manchen Fällen müssen wir die Optionen logisch durchdenken und alle Alternativen einzeln prüfen (Verstand); in anderen ist es besser, sich auf seine Intuitionen zu verlassen. Sowohl Verstand als auch Gefühle haben ihre Stärken und ihre Schwächen!

Aber wann ist welche Art des Denkens die bessere Variante? Die Antwort ist überraschend, denn bei einfachen Entscheidungen ist bewusstes Nachdenken besser/präziser, während es bei komplexen Entscheidungen, bei denen *ad hoc* viele Variablen berücksichtig werden müssen, besser ist, nicht bewusst nachzudenken, sondern seiner Intuition zu vertrauen. Aber aufgepasst: Intuitionen sind keine Affektentscheidungen mit großer emotionaler Aufwallung, denn weder akute Angst noch euphorische Freude sind gute Ratgeber! Intuitionen sind dagegen vom Gehirn gespeicherte Muster-Erkennungs-Prozesse; wir erkennen viele Aspekte einer bereits erlebten Situation wieder und können dann simulieren, was wohl als Nächstes geschehen wird, wenn wir in eine Handlung eingreifen oder auch nur eine Situation beobachten. Der Vorteil unserer Intuitionen ist, dass diese Form des Gedächtnisses eine enorm hohe Rechenkapazität hat. Der Nachteil ist, dass unsere Intuitionen alles Gegenwärtige im Licht dieser gespeicherten Muster bewerten, und dies kann gehörig danebengehen, wenn wir es mit einer komplett neuen Situation zu tun haben. Hier kommt dann das bewusste, sprachbegabte Nachdenken zum Tragen. Es funktioniert nur durch die Mitwirkung unseres Arbeitsgedächtnisses, das zwar unter Beachtung langfristiger Ziele kluge Analysen vornehmen kann, aber nur eine niedrige Kapazität hat. Es kann nur wenige Variable berücksichtigen und ist leicht ablenkbar. Dies hat zur Folge, dass nur eine sehr beschränkte Menge von Informationen berücksichtigt werden kann und dass es häufig zu falschen Gewichtungen einzelner Aspekte einer Situation kommt. Entsprechend neigen wir dazu, einige Entscheidungsvariablen überzubewerten und andere zu ignorieren, wenn das Arbeitsgedächtnis überlastet ist.

Um gute (und richtige) Entscheidungen zu treffen, braucht man Intuition (Gefühle) und Verstand (Ratio), Basalganglien, limbisches System und den präfrontalen Stirnlappen. Wichtig ist zu wissen, wann man Gefühle (Intuition) benötigt und wann man Logik (Rationalität) anwenden muss. In manchen Fällen müssen wir die Optionen logisch durchdenken und alle Alternativen einzeln prüfen (Verstand), in anderen ist es besser, sich auf seine Gefühle (Intuition) zu verlassen.

Oft merken wir nicht mal, wie die Systeme arbeiten. In einem berühmten Experiment mussten Probanden 20 Aktienkurse gleichzeitig verfolgen und im Anschluss aufschreiben, wie sich welche Aktie entwickelt hatte, also durch bewusstes Nachdenken. Die Probanden waren nicht mal bei einer Handvoll von Kursen in der Lage, diese Kursentwicklung wiederzugeben. Wurden sie jedoch gebeten, die Aktien mit einem Gefühl zu beschreiben, war die Tendenz erstaunlich korrekt – unbewusst hatten die Basalganglien die Kurse also bewertet und den Verlauf als Muster gespeichert. Hinsichtlich der Intuition zeigten die Probanden eine beeindruckende Sensibilität gegenüber dem Kursverlauf der Aktien – was der Verstand nicht leisten konnte!

Unsere Intuitionen sind immer am Werk, selbst im Straßenverkehr berechnen wir ständig aus der Erfahrung heraus, was andere Verkehrsteilnehmer wohl als Nächstes tun werden. Klappt diese Intuition nicht, schalten wir den Verstand ein. Er veranlasst, Augenkontakt herzustellen, damit wir herausfinden, was andere als Nächstes vorhaben. Wenn man so will, vernetzen wir uns wie denkende Zahnräder, die ineinandergreifen. Auch wir geben ständig für andere Hinweisreize, wir füttern deren Intuitionen, vervollständigen selbst ihre Gedanken oder stellen unsererseits Wissen zur Verfügung, das andere nutzen können.

Es gibt eine Arbeitsaufteilung zwischen verschiedenen Gehirnen, die auf Intuitionen basiert. Alles in allem sind wir natürliche Teamplayer, die die Absichten anderer erkennen können; wir müssen es nur entsprechend üben, also den Blick vom Handy hoch direkt in das Gesicht des mir gegenübersitzenden Menschen richten und raten, was derjenige gerade denkt! Digitale Technologien verstärken hierbei noch die Illusion, wir könnten alles wissen, eben weil es mächtige Informationsquellen sind. Mittlerweile sind Suchmaschinen wie Google vielleicht die bedeutendsten Mitglieder unserer Wissensgemeinschaft. Aber diese Rolle unterscheidet sich von der unserer Mitmenschen, weil die Suchmaschine nicht die kritische Fähigkeit eines Menschen besitzt: Sie teilt nicht unsere Intentionalität – also die Fähigkeit, zu erkennen, worauf andere Menschen sich beziehen, was sie (oder wir) beabsichtigen.

Menschen sind in der Lage, Intentionalität zu teilen. Es könnte sogar sein, dass wir die einzigen Lebewesen sind, die zu dieser Art der Zusammenarbeit befähigt sind. Wir verfolgen nicht nur gemeinschaftliche Ziele, wie es viele Tiere auch können (zum Beispiel jagen einige Arten in Rudeln), sondern wir können auch gemeinsam lernen, vom anderen, mit anderen und durch andere, ja wir lernen und erinnern sogar besser, wenn wir andere unterrichten, ihnen also das von uns neu erworbene Wissen weitergeben, wenn wir darüber reden (oder schreiben).

Wichtig für kluge Entscheidungen ist es also zu wissen, wann man sich auf den Verstand und wann man sich auf seine Intuition verlassen sollte. Als Synthese aus dem oben gesagten könnte man für kluges Denken ableiten:

- Einfachere Probleme erfordern Überlegung (rational, bewusst), unter Beteiligung des Stirnlappens und des Arbeitsgedächtnisses.
- Auch neuartige Probleme erfordern den Verstand (bewusstes Nachdenken) und gute Laune (dann ist der präfrontale Cortex nicht mit der »Abwehr« von negativen Gefühlen beschäftigt und hat »den Rücken frei« zum Denken).
- Wir müssen lernen, Unsicherheit auch zuzulassen! Für schwierige Probleme gibt es selten einfache und eindeutige Lösungen.

- Jeder Mensch weiß viel mehr, als ihm bewusst ist (Gefühle sind die Fenster in unser Unbewusstes).
- Erlauben Sie sich das »Nachdenken über das Denken«, denn wir müssen uns immer klarmachen, um welche Art von Entscheidung es sich gerade handelt und welche Informationen dafür essentiell sind.
- »Pferde« (Gefühle) und »Kutscher« (Verstand) sind auf Gedeih und Verderb voneinander abhängig – ohne Gefühle wird der Verstand aber keine dauerhafte Richtungsänderung des Handelns bewirken können.

Wir haben also ein intuitives Gehirnnetzwerk, das schnell, automatisch, häufig aktiv, emotional, stereotypisierend und unbewusst ist. Und wir haben ein zweites System, das durch Nachdenken langsam, anstrengend, selten aktiv, logisch, berechnend und bewusst ist.

Das Grundproblem, dass unser Gehirn bei der Abwägung schneller Erfolge und langfristiger Ziele hat, lässt sich gut anhand Aesops klassischer Fabel »Grashüpfer und Ameise« illustrieren:

Eine Heuschrecke hat sich den ganzen Sommer über auf dem Feld amüsiert, während die fleißige Ameise für den Winter Getreide gesammelt hatte. Als nun der Winter kam, wurde die Heuschrecke so vom Hunger geplagt, dass sie betteln gehen musste. Als sie bei der Ameise um Almosen bat, sagte ihr diese: »Hast du im Sommer singen und pfeifen können, so kannst du jetzt im Winter tanzen und Hunger leiden, denn das Faulenzen bringt kein Brot ins Haus.« Doch dann hatte die Ameise Mitleid und gab ihr doch noch etwas zu essen: »Aber du musst auch für mich musizieren.« Die Heuschrecke war einverstanden.

Hier ein Beispiel, um das Problem unseres Belohnungsnetzwerkes, das auch zu unseren Intuitionen gehört, zu dokumentieren: 10 Euro heute werden eher akzeptiert als 11 Euro morgen. Aber: 11 Euro in einem Jahr und einem Tag werden eher akzeptiert als 10 Euro genau in einem Jahr! Winkt uns also eine schnelle Belohnung, werden limbischer Areale aktiviert, während verzögerte

Belohnungen nur dann in Kauf genommen werden, wenn es zu einer Aktivierung von Arealen im Stirnlappen kommt (was der Fall ist, wenn wir über Zeiträume von einem Jahr und mehr nachdenken). Klar ist auch, dass wir dazu tendieren, die schnelle Belohnung gegenüber der langfristigen zu bevorzugen!

Auch im menschlichem Gehirn gibt es also widerstrebende Zielsetzungen zwischen Grashüpfern und Ameisen, um bei der Parabel zu bleiben. Wenn wir Entscheidungen treffen, gibt es oft eine unbemerkte Konkurrenzsituation von evolutiv alten Strukturen des limbischen Systems, die eine sofortige Belohnung anstreben, mit den »neueren« menschlichen Gehirnarealen des präfrontalen Stirnlappenanteils. Um auf Aesops Parabel zurückzukommen: Es findet im Gehirn ein Konkurrenzkampf zwischen »limbischem Grashüpfer« und »präfrontaler Ameise« statt! Sich diese evolutive Ausgangssituation bewusst zu machen hilft einem schon, achtsamer zu unterscheiden zwischen Situationen, in denen wir beherzt sofort zugreifen sollten, und solchen, wo wir innehalten müssen und mithilfe des Stirnlappens nach gründlicher Analyse eine greifbare Belohnung zugunsten einer wesentlich größeren in der Zukunft auslassen.

Selbstkontrolle und warum die Willenskraft wie ein Muskel ist

Wir haben bereits von der erhaltenden Wirkung von Muskelaktivität auf die Gehirnfitness gehört, auch davon, wie schwer es ist, seinen Stirnlappen durch Achtsamkeit, Aufmerksamkeit und Konzentration zu fördern und warum Multitasking dem vordersten Teil des Gehirns schadet. Diese Überlegungen sind aber noch weiter ineinander verwoben, als man auf den ersten Blick denken würde: Denn auch der Stirnlappen kann wie ein Muskel ermüden, und er ist neben allen schon genannten Funktionen auch wichtig für unsere Willenskraft. Zusammenfassend bedeutet dies, dass auch die Willenskraft ermüden kann wie ein Muskel, wie jeder an sich erleben kann: Wenn wir in einem indischen Restaurant mit gefühlt 300 Gerichten auf der Speisekarte sitzen, aus denen wir auswählen müssen, fühlen wir uns aufgrund des riesigen Entscheidungsraumes rasch überfordert. Die Stärke der Willenskraft steht dabei in einem Zusammenhang mit der Anzahl der Entscheidungen, die unser Gehirn tagtäglich treffen muss. Dabei sollten wir zwischen zwei Arten von Wahlmöglichkeiten unterscheiden: Zum einen gibt es jeden Tag Tausende von unbewussten Entscheidungen, die wir treffen, ohne groß darüber nachzudenken und ohne dass der Stirnlappen aktiv werden muss, vom Kaffee am Morgen bis hin zum Abfahren des üblichen Weges zur Arbeit. Zum anderen gibt es Entscheidungen, bei denen wir bewusst nachdenken, Argumente und Zahlen abwägen, Konsequenzen durchdenken und planerisch mithilfe des Stirnlappens tätig sind.

Ein leerer Parkplatz und eine endlose Anzahl von Vorschlägen auf der Speisekarte eröffnen einen sehr großen Raum an Parametern, der für das bewusste Nachdenken zu viele Variable enthält, denn diese Art des Nachdenkens organisieren wir mit unserem Stirnlappen, dem vordersten Teil der Großhirnrinde, der sich direkt hinter der Denkerstirn befindet. Und so groß und wirkmächtig diese Geschäftsführung unseres Gehirns ist, so schnell ist sie überfordert, wenn die Anzahl der zu durchdenkenden Variablen mehr als fünf bis sieben beträgt (siehe oben). Der Wirtschaftsnobelpreisträger Daniel Kahneman, der einzige Psychologe, der je diesen Preis erhielt, nennt diese Art des Entscheidens »langsames Denken« – es ist anstrengend, erfolgt bewusst, arbeitet logisch, ist sprachbegabt und kann in der Tat im Lauf des Tages, vergleichbar einem Muskel, ermüden – woraus sich die Empfehlung ableiten ließe, Gehaltsverhandlungen mit seinem Chef kurz vor Feierabend zu führen, wenn die Widerstandskraft bereits erlahmt ist (kluge Kinder fragen auch während des Abendessens, ob es nicht hier und da eine Ausnahme zu diesem und jenem geben könnte ...).

Tausende von unnötigen Entscheidungen am Tag zu treffen zieht also reale »mentale Kosten« nach sich. Wir werden immer schlechter in unserer Selbstkontrolle, je mehr Willenskraft wir im Lauf eines Tages aufwenden mussten. Auch gilt in Analogie zum Muskel, dass die Willenskraft nachlässt, wenn der Glukosespiegel im Blut sehr niedrig ist, daher der Rat, keine wichtigen Entscheidungen mit leerem Magen zu fällen!

Willenskraft kann hierbei definiert werden als die Fähigkeit, eine Handlung zu unterdrücken, wenn ihre Konsequenzen den aktuellen oder langfristigen Interessen widersprechen. Selbstkontrolle bis zum bereits erwähnten grit (Hartnäckigkeit) kann man über Willensstärke erreichen. Umso bedauerlicher, wenn die Willensstärke durch den Versuch des multiplen und ständigen Multitaskings unnötig ermüdet. Besser wäre es, unnötige Entscheidungssituationen zu meiden und statt »schlechter« lieber förderliche Denk- oder Handlungsgewohnheiten zu etablieren. Der Lohn wäre, dass eine Willenskraft, die auch am Ende des Tages noch Power hat, zu einer höheren Selbstkontrolle führt. Studien zeigen, dass das tatsächlich insgesamt zufriedener und glücklicher macht – neben dem zu erwartenden Aspekt, dass man so auch langfristig erfolgreicher ist. Wenn man die Willenskraft durch Achtsamkeit über ein Training des Arbeitsgedächtnisses steigert, ist es eher möglich, das Leben in diesem Moment zu genießen.

Eine gesteigerte Willenskraft gegen die Abwehr einfacherer, aber ablenkender Reize ist wichtig und gut, aber es hilft auch, diese Situationen möglichst oft zu meiden. Der Trick heißt technisch gesehen »Precommitment«, das bedeutet, langfristig negative Optionen zu vermeiden, indem man seine direkte Umgebung so gestaltet, dass diese nachteiligen Verhaltensweisen erst gar nicht ausgeführt werden – man meidet die Entscheidungssituation von vornherein. Dies bedeutet in der Praxis, sich nicht vorzunehmen, in bestimmten Situationen das Handy nicht zur Hand zu nehmen, sondern es gleich ganz auszuschalten und völlig aus dem Blickfeld zu entfernen! Oder wer durch eine Diät abnehmen möchte, sollte seine Einkaufsgewohnheiten ändern, sodass gar nicht erst ins Haus kommt, was nicht gegessen werden soll.

Vorheriges detailliertes Ausmalen eines langfristigen Ziels stärkt die Willenskraft darüber hinaus – je genauer der Stirnlappen das Ziel mit all seinen positiven Konsequenzen kennt, desto eher sind wir bereit, unliebsame Tätigkeiten nicht aufzuschieben. Vor allem vor dem Hintergrund, dass das Aufschieben wichtiger, aber unliebsamer Projekte regelrecht zu einer Krankheit auswachsen kann – der sogenannten Erledigungsblockade (Prokrastination), eine Art Aufschiebe-Verhalten, das wichtige Tätigkeiten immer wieder nach hinten schiebt. All das, was noch unerledigt vor uns liegt, zu verschieben, aber doch im Kopf behalten müssen, das kostet dem Arbeitsgedächtnis Rechenkapazität, da die Aufgaben ja durch Aufschieben nicht aus der Welt sind.

Manchmal denke ich besorgt, dass unsere Gewohnheiten unsere Willenskraft durch Tausende von unnötigen Entscheidungen am Tag schwächen und uns zu Menschen machen, die Ähnlichkeit haben mit Patienten, die durch eine Schädigung des dorsolateralen Stirnlappens ein »Dysexekutives Syndrom« zeigen. Dies äußert sich bei den Patienten durch massive Schwierigkeiten, selbst kleinere Projekte zu planen oder zu Ende zu bringen. Es fällt ihnen schwer, ohne ständig abgelenkt zu werden, überhaupt komplexe Abläufe zu planen. Diese Patienten zeigen auch eine schlechte zeitliche Einschätzung von Abläufen. Sie leiden unter einem extrem schlechten Kurzzeitgedächtnis, haben nur kurze Aufmerksamkeitsspannen und entsprechend große Probleme, verbindlich etwas zu planen. Auch fällt es ihnen schwer, Emotionen zu kontrollieren – was sie häufiger aggressiv werden lässt. Weiterhin gehören Depressionen und fehlendes Einfühlungsvermögen in das Denken anderer zu diesem Krankheitsbild – das erschreckend viele Parallelen zu Phänomenen unserer Zeit aufweist. Wie kann man dem dysexekutiven Syndrom entgehen? Eine Handlungsanweisung könnte sein, unsere Arbeitsumgebung so zu gestalten, dass dort nur die Dinge liegen, die wir auch zum Arbeiten und Wohlfühlen benötigen (Precommitment). Klare Strukturen der Arbeitsumgebung machen es dem Gehirn einfacher, sich nicht ständig ablenken zu lassen und sich entscheiden zu müssen, worauf es den Blick lenkt. Die zu erledigenden Aufgaben darüber hinaus einteilen in die, die man tatsächlich sofort erledigen muss, die die etwas warten können und die, die man erledigen kann, wenn es mal passt – und all das in To-do-Listen festhalten, damit diese Informationen nicht das Arbeitsgedächtnis blockieren, wie es bei jeder Aufgabe der Fall ist, die als nicht erledigt gilt.

Und damit schließt sich der Kreis dieses Buches. Ähnlich wie beim Zirkeltraining ist die letzte Übung auch die erste vor einer neuen Runde des Trainings – denn Gehirne benötigen, genau wie unsere Muskulatur, immer wieder neue Reize, um sich zum einen zu erhalten und zum anderen in ihrer körperlichen wie geistigen Kraft zu verbessern. Hartnäckigkeit (Grit) hängt hierbei enger mit unserer Achtsamkeit, unsere Willenskraft sowie unserem Konzentrationsvermögen zusammen, als man sich hat vorstellen können. Deshalb folgt am Ende des Buchs ein Zitat von William James, das auch ein Anfang sein könnte: »*Niemand ist beklagenswerter als jener Mensch, dem nichts so sehr zur Gewohnheit geworden ist wie seine Unentschlossenheit.*«

Literatur

Kann man erwachsene Gehirne neu verdrahten

Bardin, J.: Neurodevelopment: Unlocking the Brain. In: Nature 487, S. 24–26, 2012

Bittner, N. et al. & Caspers, Svenja: Combining lifestyle risks to disentangle brain structure and functional connectivity differences in older adults. Nature Communications (published online 6.2. 2019), DOI: 10.1038/s41467-019-08500-x

DiSalvo, D.: Brain Changer. Denken Sie Ihr Leben neu. Springer, Berlin – Heidelberg 2016

Merzenich, M.M. et al. (Hrsg.): Changing Brains: Applying Brain Plasticity to Advance and Recover Human Ability. Elsevier, Amsterdam 2013

Morales, A.: Geige lernen mit Erfolg als Erwachsener. Antoine Morales Verlag 2019 https://www.dasgehirn.info/grundlagen/das-gehirn-im-alter/weise-greise

Grit: Hartnäckig ein Ziel verfolgen

Credé, M., et al.: Much Ado about Grit: A Meta-Analytic Synthesis of the Grit Literature. In: Journal of Personality and Social Psychology 113, S. 492–511, 2017

Duckworth, A. L.: Grit. Die neue Formel zum Erfolg. Mit Begeisterung und Ausdauer ans Ziel. Bertelsmann, München 2017

Muenks, K., et al.: How True is Grit? Assessing its Relations to High School and College Students' Personality Characteristics, Self-Regulation, Engagement, and Achievement. In: Journal of Educational Psychology 109, S. 599–620, 2017

Durch Achtsamkeit das Konzentrationsvermögen trainieren

Hanson, Rick: Das resiliente Gehirn: Wie wir zu unerschütterlicher Gelassenheit, innerer Stärke und Glück finden können. Arbor Verlag, 2019

Lachaux, Jean-Philippe: Multitasking: Eins nach dem anderen. Spektrum der Wissenschaft Verlag, 27/2018

Langer, Ellen J.: Mindfulness: Das Prinzip Achtsamkeit: Die Anti-Burn-out Strategie. Vahlen Verlag, 2015

Radermacher, Ingo: Denk klar: Klug entscheiden in digitalen Zeiten. BusinessVillage Verlag, 2018

Rosa, Hartmut: Unverfügbarkeit (Unruhe bewahren). Residenz Verlag, 2018

Fehlerkultur zur Bewirtschaftung des Lernraumes

Chambliss, Dan: Die Profanität der Höchstleistung. Sociological Theory, 7 (1989, S.70-86)

Dweck, Carol: Selbstbild: Wie unser Denken Erfolge oder Niederlagen bewirkt. Piper, München 2017

James, William: The Energies of Men. Science 25, 1907, S. 321

Robson, David: Die Macht der Gedanken. Geist & Gehirn, Spektrum Verlag, 02–2019

Schnabel, Ulrich: Zuversicht: Die Kraft der inneren Freiheit und warum sie heute wichtiger ist denn je. Blessing Verlag, München 2018

Motivation: Neugierde in sich wecken!

Duckworth, A. L.: Grit. Die neue Formel zum Erfolg. Mit Begeisterung und Ausdauer ans Ziel. Bertelsmann, München 2017

Hofmann, Andreas: Selbstdisziplin: Wie du dir das Leben erschaffst, von dem du schon immer geträumt hast. epubli, 2019

Hüther, Gerald: Mit Freude lernen – ein Leben lang: Weshalb wir ein neues Verständnis vom Lernen brauchen. Sieben Thesen zu einem erweiterten Lernbegriff und eine Auswahl von Beiträgen zur Untermauerung. Vandenhoeck & Ruprecht 2016

Schlaf als zeiteffektiver Lernturbo

Krause, A. J., et al.: The Sleep-Deprived Human Brain. In: Nat. Rev. Neurosci. 18, S. 404–418, 2017

Strunz, U.: Das Schlaf-gut-Buch: Besser schlafen – optimal regenerieren – hellwach durch den Tag – Mit dem Strunz-Programm für gesunden Schlaf. Heyne Verlag, 2018

Walker, Matthew: Das große Buch vom Schlaf: Die enorme Bedeutung des Schlafs – Beste Vorbeugung gegen Alzheimer, Krebs, Herzinfarkt und vieles mehr. Goldmann Verlag, München 2018

Weeß, Hans-Günter: Schlaf wirkt Wunder: Alles über das wichtigste Drittel unseres Lebens. Droemer, München 2018

Nun aber ran an den Speck!
Czaja, Sandra: Morgen, morgen, nur nicht heute. Geist und Gehirn, Spektrum Akademischer Verlang, 04-2010
Links zum Thema (nicht nur für Studierende Interessant):
https://www.uni-muenster.de/Prokrastinationsambulanz/index.html
https://www.fu-berlin.de/sites/studienberatung/projekte/Projekt-Prokrastinationspraxis/Handout-Prokrastinationsstheorie.pdf
https://www.studienstrategie.de/lernen/lerntipps-fuer-pruefungen-wie-lernen-studenten-und-schueler-am-besten/

Assoziation ist Trumpf!
Bien, Ulrich: Einfach. Alles. Merken. Geniale Merktechniken für ein perfektes Gedächtnis. Humboldt Verlag, 2015
Dresler, Martin, et al.: Mnemonic Training Reshapes Brain Networks to Support Superior Memory. Neuron 93(5): 1227-1235.e1226
Foer, Joshua: Alles im Kopf behalten. Mit lockerem Hirnjogging zur Gedächtnismeisterschaft. Goldmann Verlag, München, 2012
Konrad, Boris Nikolai: Alles nur in meinem Kopf: Die Geheimnisse unseres Gehirns. – Vom Gedächtnisweltmeister erklärt. Ariston Verlag, 2016
Konrad, Boris Nikolai: Superhirn – Gedächtnistraining mit einem Weltmeister: Über faszinierende Leistungen des menschlichen Gehirns. Goldegg Verlag, 2013
Korte, Martin: Wir sind Gedächtnis. Wie Erinnerungen bestimmen, wer wir sind. Pantheon Verlag, 2019
Lieury, Alain: Ein Gedächtnis wie ein Elefant? Tipps und Tricks gegen das Vergessen. Springer-Spektrum Verlag, 2013
Webseiten zum Trainieren von genialen Memotechniken: www.borisconrad.de oder https://memocamp.com/de

Konzentration: Meiden Sie Multitasking!
Allen, David: Wie ich die Dinge geregelt kriege: Selbstmanagement für den Alltag (Getting things done). Piper Verlag, München 2015
Aufmerksamkeit und Konzentration, Sonderheft Spektrum der Wissenschaft Kompakt, 3/2019
Bailey, Chris: Hyperfocus: Wie man weniger arbeitet und mehr erreicht. Redline-Verlag, 2019
Baumeister, Roy, Tierney, John: Die Macht der Disziplin: Wie wir unseren Willen trainieren können. Goldman TB Verlag, München 2014
Poldrack, Russell A.: The New Mind Readers: What Neuroimaging Can and Cannot Reveal about Our Thoughts. Princeton University Press, 2018

Mit dem Gedächtnis spielen: Gemischt üben!
Bien, Ulrich: Einfach. Alles. Merken. Geniale Merktechniken für ein perfektes Gedächtnis. Humboldt Verlag, 2015
Carey, Benedict: Neues Lernen: Warum Faulheit und Ablenkung dabei helfen. Rowohlt Verlag, Reinbek 2014
Korte, Martin: Wir sind Gedächtnis. Wie Erinnerungen bestimmen, wer wir sind. Pantheon Verlag, 2019

Erzähl es anderen!
Carey, Benedict: Neues Lernen: Warum Faulheit und Ablenkung dabei helfen. Rowohlt Verlag, Reinbek 2014
Ericsson, Anders, Pool, Robert: TOP Die neue Wissenschaft vom bewussten Lernen. Pattloch, München 2016
Foer, Joshua: Alles im Kopf behalten. Mit lockerem Hirnjogging zur Gedächtnismeisterschaft. Goldmann Verlag, München 2012
Hsu, Jeremy: Erzählforschung, Wie ein offenes Buch. Spektrum der Wissenschaft Verlag, G&G 12/2008
Korte, Martin: Wir sind Gedächtnis. Wie Erinnerungen bestimmen, wer wir sind. Pantheon Verlag, 2019

Nur fokussiertes und bewusstes Lernen fördert das Gedächtnis
Bien, Ulrich: Einfach. Alles. Merken. Geniale Merktechniken für ein perfektes Gedächtnis. Humboldt Verlag, 2015
Ericsson, Anders: Top, Die neue Wissenschaft vom Lernen. Pattloch Verlag, München 2016
Duckworth, A. L.: Grit. Die neue Formel zum Erfolg. Mit Begeisterung und Ausdauer ans Ziel. Bertelsmann, München 2017
Scherer, Hermann: Fokus!: Provokative Ideen für Menschen, die was erreichen wollen. Campus Verlag, 2016

Pausen, kurze Lernintervalle und andere elegante Tricks des Übens
Carey, Benedict: Neues Lernen: Warum Faulheit und Ablenkung dabei helfen. Rowohlt Verlag, Reinbek 2014
Dunlosky, J. et al.: Improving Students' Learning with Effective Learning Techniques: Promising Directions from Cognitive and Educational Psychology. In: Psychol. Sci. Public Interest 14, S. 4–58, 2013

Prüfungen und Tests früh suchen, nicht den Leistungstest meiden!
Bien, Ulrich: Einfach. Alles. Merken. Geniale Merktechniken für ein perfektes Gedächtnis. Humboldt Verlag, 2015

Carey, Benedict: Neues Lernen: Warum Faulheit und Ablenkung dabei helfen. Rowohlt Verlag, Reinbek 2014

Meltzoff, Andrew N., et al.: Foundations for a New Science of Learning. Science 325, 284 (2009); DOI 10.1126/science.1175626

Lernen und Bücherkultur – nicht alt, nicht neu, aber wirkungsvoll

Dehaene, Stanislas: Lesen: Die größte Erfindung der Menschheit und was dabei in unseren Köpfen passiert. btb Verlag, 2012

Wolf, Maryanne: Schnelles Lesen, langsames Lesen: Warum wir das Bücherlesen nicht verlernen dürfen. Penguin Verlag, 2019

Wann sich und andere belohnen?

Kessler, Christof: Glücksgefühle: Wie Glück im Gehirn entsteht und andere erstaunliche Erkenntnisse der Hirnforschung. C. Bertelsmann Verlag, 2017

Klein, Stefan: Die Ökonomie des Glücks. Nicolai Publishing & Intelligence GmbH, 2019

Klein, Stefan: Die Glücksformel: oder Wie die guten Gefühle entstehen. Fischer TB Verlag, 2014

Schnabel, Ulrich: Was kostet ein Lächeln? Von der Macht der Emotionen in unserer Gesellschaft. Pantheon Verlag, 2015

Mit Gewohnheiten brechen

Banaji, M. R., Greenwald, A. G.: Vor-Urteile. Wie unser Verhalten unbewusst gesteuert wird und was wir dagegen tun können. München 2015

Duhigg, Charles: Die Macht der Gewohnheit. Warum wir tun, was wir tun. München, 2013.

Liebermann, David: Human Learning and Memory. Cambridge 2012

Solis, Michele: Rettungsring für Süchtige, in: Gehirn und Geist, 11/2014, S. 60-65

Bewegung, Bewegung, Bewegung

Beck, Frieder: Sport macht schlau: Mit der Hirnforschung zu geistiger und sportlicher Höchstleistung. Goldegg Verlag, 2014

Blech, Jörg: Die Heilkraft der Bewegung: Wie Sie Krankheiten besiegen und Ihr Leben verlängern. Fischer Taschenbuch, 2014

Korte, Martin: Wir sind Gedächtnis. Wie Erinnerungen bestimmen, wer wir sind, Pantheon Verlag, 2019

Lieberman, Daniel E.: Unser Körper: Geschichte, Gegenwart, Zukunft. Fischer Taschenbuch, 2018

Macedonia, Manuela: Beweg dich! Und dein Gehirn sagt Danke. Wie wir schlauer werden, besser denken und uns vor Demenz schützen. Steigerung der Gehirnleistung durch Bewegung. Brandstätter Verlag, 2018

Klug essen im Alter

Kast, Bas: Der Ernährungskompass. C. Bertelsmann Verlag, 2018
Gehirn&Geist Dossier – Ernährung & Gesundheit: Besser essen für Gehirn und Psyche, von Spektrum der Wissenschaft, 2018
Lieberman, Daniel E.: Unser Körper: Geschichte, Gegenwart, Zukunft. Fischer Taschenbuch, 2018
Burford-Mason, Aileen: Was das Gehirn essen will: Mentale Power durch gesunde Ernährung, Klett-Cotta Verlag, 2018

Alte Gehirne lernen am besten, was sie in jungen Jahren schon mal konnten

Bien, Ulrich: Einfach. Alles. Merken. Geniale Merktechniken für ein perfektes Gedächtnis. Humboldt Verlag, 2015
Foer, Joshua: Alles im Kopf behalten. Mit lockerem Hirnjogging zur Gedächtnismeisterschaft. Goldmann Verlag, München 2012
Korte, Martin: Wir sind Gedächtnis. Wie Erinnerungen bestimmen, wer wir sind. Pantheon Verlag, 2019
Lieury, Alain: Ein Gedächtnis wie ein Elefant? Tipps und Tricks gegen das Vergessen. Springer-Spektrum Verlag, 2013
Voelpel, Sven: Entscheide selbst, wie alt du bist: Was die Forschung über das Jungbleiben weiß. Rowohlt Taschenbuch Verlag, Reinbek 2016

Muntermacher im Alter: Lachen und mit Stress gut umgehen

Bailey, Chris: Hyperfocus. MacMillan Verlag, 2018
Geist&Gehirn Spezial, Humor und positive Emotionen. Spektrum der Wissenschaft, 01/2019
Hirschhausen, Eckart von: Glück kommt selten allein ... Rowohlt Taschenbuch, Reinbek 2011
Klein, Stefan: Die Ökonomie des Glücks. Nicolai Publishing & Intelligence GmbH, 2019
Klein, Stefan: Die Glücksformel: oder Wie die guten Gefühle entstehen. S. Fischer TB Verlag, 2014
Steptoe, Andrew, et al.: Life skills, wealth, health and wellbeing in later life. PNAS, 114 (7), S4354-4359, 2017

Einsamkeit meiden, nicht andere Menschen!

Hirschhausen, Eckart von, Esch, Tobias: Die bessere Hälfte: Worauf wir uns mitten im Leben freuen können. Rowohlt Verlag, Reinbek 2018.

Korte, Martin: Jung im Kopf: Neue Einsichten der Gehirnforschung in das Älterwerden. Pantheon, 2014

Möbius, Walter, Försch, Christian: 7 Wege aus der Einsamkeit und zu einem neuen Miteinander. DuMont Buchverlag GmbH & Co. KG, 2019

Spitzer, Manfred: Einsamkeit – die unerkannte Krankheit: schmerzhaft, ansteckend, tödlich., Droemer Verlag, München 2018

Voelpel, Sven: Entscheide selbst, wie alt du bist: Was die Forschung über das Jungbleiben weiß. Rowohlt Taschenbuch Verlag, Reinbek 2016

Wlodarek, Eva: Einsam: Vom mutigen Umgang mit einem schmerzhaften Gefühl. Kösel Verlag, 2015

Lerntypen neu gedacht

Ayan, Stefan: Schnelles Wissen: 8 wichtige Fragen und Antworten rund ums Lernen, Spektrum der Wissenschaft, 03/2013

Pashler, H., et al.: Learning Styles: Concepts and Evidence. In: Psychol. Sci. Public Interest 9, S. 105–119, 2009

Neuroenhancement

Fink, Helmut, Rosenzweig, Rainer (Hrsg.): Künstliche Sinne, gedoptes Gehirn: Neurotechnik und Neuroethik. mentes Verlag, 2010

Grüter, Thomas: Klüger als wir? Auf dem Weg zur Hyperintelligenz. Spektrum Akademischer Verlag, 2012

Markus, Mario: Das nackte Gehirn: Wie die Neurotechnik unser Leben revolutioniert. Konrad Theis Verlag, 2016

Moesgen, Diana, Klein, Michael: Neuroenhancement (Sucht: Risiken – Formen - Interventionen). Verlag W. Kohlhammer, Stuttgart 2015

Rögener, Wiebke: Hyper-Hirn: Durch Neuro-Enhancement klüger, wacher, effizienter? Ernst Reinhardt Verlag, 2014

Spektrum der Wissenschaft (Hrsg.): Hirn in Hochform: Was die geistige Leistung stärkt (Gehirn&Geist Dossier 1701), 2017

Viertbauer, Klaus, Kögerle, Reinhart (Hrsg.): Neuroenhancement: Die philosophische Debatte, Suhrkamp Taschenbuch Wissenschaft, 2019

Geht Lernen mit digitalen Medien und KI leichter?

Carr, Nicholas G.: Abgehängt. Wo bleibt der Mensch, wenn Computer entscheiden? München 2014

Flaxman, Seth, Goel, Sharad, Rao, Justin M.: Filter bubbles, echo chambers, and online news consumption, in: Public Opinion Quaterly, 80 (1), 2016, S. 298-320.

Levitin, Daniel J.: The Organized Mind. Thinking Straight in the Age of Information Overload. New York 2014

McKinlay, Robert: Technology. Use or lose our Navigation Skills. In: Nature, 31. März 2016m, 531(7596):573-5. doi: 10.1038/531573a.

Miller, Earl, Buschman, Timothy: Neurosciences and the Human Person. New Perspectives on Human Activities. In: Pontifical Academy of Sciences, abrufbar unter: www.casinapioiv.va/content/dam/accademia/pdf/sv121/sv121-miller.pdf

Selke, Stefan: Lifelogging. Wie die digitale Selbstvermessung unsere Gesellschaft verändert. Berlin 2014

Spitzer, Manfred: Digitale Demenz. Wie wir uns und unsere Kinder um den Verstand bringen. München 2014

Thompson: Clive: Smarter than you think. How technology is changing our minds for the better. London 2014

Macht Wohlstand Gehirne glücklicher?

Kahneman, Daniel: Schnelles Denken, langsames Denken. Penguin Verlag, 2016

Klein, Stefan: Die Ökonomie des Glücks. Nicolai Publishing & Intelligence GmbH, 2019

Klein, Stefan: Die Glücksformel: oder Wie die guten Gefühle entstehen. S. Fischer TB Verlag, 2014

Levari, David E., et al.: Prevalence-induced concept change in human judgement. Science 360, 2018

Pinker, Steven: Aufklärung jetzt: Für Vernunft, Wissenschaft, Humanismus und Fortschritt. Eine Verteidigung. S. Fischer Verlag, 2018

Rosling, Hans, Rosling Rönnlund, Anna, Rosling, Ola: Factfulness: Wie wir lernen, die Welt so zu sehen, wie sie wirklich ist. Ullstein Verlag, 2018

Schröder, M.: Warum es uns noch nie so gut ging und wir trotzdem ständig von Krisen reden. Benevento, 2018

Nutzen wir tatsächlich nur 10 % unseres Gehirns?

Beck, Henning: Hirnrissig: Die 20,5 größten Neuromythen – und wie unser Gehirn wirklich tickt. Goldmann-Verlag, München 2015

Boyd, Robynne: Do people only use 10 percent of their brains? Scientific American, online, 7. 2. 2018

Lilienfeld, Scott O., et al.: 50 Great Myths of Popular Science. Wiley, New York 2010

Mukerji, Nikil: Die 10 Gebote des gesunden Menschenverstands. Springer
   Verlag, Berlin – Heidelberg 2017
Herculano-Houzel, Suzana: Do you know your brain? A survey on public
   neuroscience literacy at the closing of the decade of the brain. The
   Neuroscientist 8, 2002

Fördert Brainstorming die Kreativität?
Lencioni, Patrick M.: Tod durch Meeting: Eine Leadership-Fabel zur
   Verbesserung Ihrer Besprechungskultur. Wiley-VCH Verlag, 2017
Rogelberg, Steven G.: The Surprising Science of Meetings: How You Can
   Lead your Team to Peak Performance. Oxford University Press, 2019

Ist Stress immer der Feind des Lernens?
Kharrazian, Datis: Was ist bloß mit meinem Gehirn los: Wie Funktions-
   störungen entstehen und was wir effektiv dagegen tun können. VAG
   Verlag, 2018
Relevante Artikel unter dem Stichwort »Stress« findet man auf den Webseiten von www.dasgehirn.info – z.B. www.dasgehirn.info/denken/
   gedaechtnis/gedaechtnis-unter-strom

Mal andere Töne: Musik und Gehirn
Altenmüller, E.: Vom Neandertal in die Philharmonie. Warum der Mensch
   ohne Musik nicht leben kann. Springer Verlag, Berlin – Heidelberg 2018
Bernard, Elena: Melodien für Körper und Geist. Geist & Gehirn, Spektrum
   Akademischer Verlag, 2015
Jacobsen, J. H., Stelzer, J., Fritz, T. H., Chetelat, G., La Joie, R., Turner, R.:
   Why musical memory can be preserved in advanced Alzheimer's
   disease. Brain 2015

Erwarten Sie viel von sich – und auch von anderen!
Langer , Ellen J.: Die Uhr zurückdrehen? Gesund alt werden durch die
   heilsame Wirkung der Aufmerksamkeit. Junfermann Verlag, 2011
Oettingen, Gabriele: Die Psychologie des Gelingens. Droemer Verlag,
   München 2017
Schnabel, Ulrich: Zuversicht: Die Kraft der inneren Freiheit und warum sie
   heute wichtiger ist denn je. Blessing Verlag, München 2018
Stahl, Stefanie: So stärken Sie Ihr Selbstwertgefühl: Damit das Leben einfach
   wird. Ellert & Richter Verlag, 2018

Wie innere Dialoge die Kreativität und die Motivation fördern

Beck, Henning: Biologie des Geistesblitzes – Speed up your mind. Springer Verlag, Berlin – Heidelberg 2013

Fernyhough, Charles: Selbstgespräche: Von der Wissenschaft und Geschichte unserer inneren Stimmen. Komplett Media GmbH, 2018

Fernyhough, Charles: Selbstgespräche: Konversation im Kopf. Spektrum der Wissenschaft, 03/2018

Verstand oder Bauchgefühl, was ist besser?

Beck, Henning: Irren ist nützlich! Warum die Schwächen des Gehirns unsere Stärken sind. Goldmann Verlag, München 2018

Gigerenzer, Gerd: Bauchentscheidungen. Die Intelligenz des Unbewussten und die Macht der Intuition. Goldmann Verlag, München 2008

Gigerenzer, Gerd: Risiko. Wie man die richtigen Entscheidungen trifft. btb Verlag, München 2014

Heath, Chip, Heath, Dan: Switch. Veränderungen wagen und dadurch gewinnen! Frankfurt/Main 2013

Kahneman, Daniel: Schnelles Denken, langsames Denken. Penguin Verlag, 2016.

Selbstkontrolle und warum die Willenskraft wie ein Muskel ist

De Ridder, D., Gillebaart, M.: Lessons Learned from Trait Self-Control in Well-Being: Making the Case for Routines and Initiation as Important Components of Trait Self-Control. In: Health Psychology Review 11, S. 89–99, 2017

Dohle, S., Hofmann, W.: Consistency and Balancing in Everyday Health Behavior: An Ecological Momentary Assessment Approach. In: Applied Psychology: Health and Well-Being 10.1111/aphw.12148, 2018

Hofmann, W., et al.: Everyday Temptations: An Experience Sampling Study of Desire, Conflict, and Self-Control. J. of Personality and Social Psych. 102, S. 1318–1335, 2012

Hofmann, W. et al.: Yes, but Are they Happy? Effects of Trait Self-Control on Affective Well-Being and Life Satisfaction. In: Journal of Personality 82, S. 265–277, 2014

Kahneman, Daniel: Schnelles Denken, langsames Denken. Penguin Verlag, 2016.

Vohs, Kathleen: The Poor's Poor Mental Power. Science 2013

Der große Autismus-Bestseller

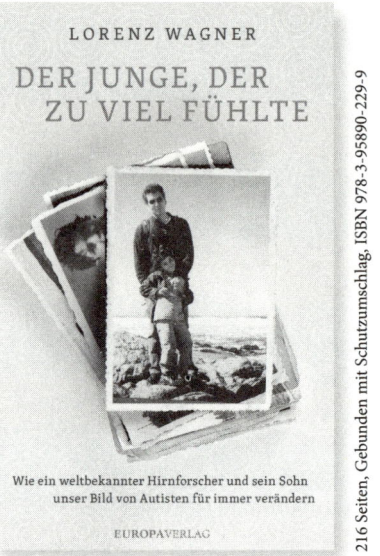

216 Seiten, Gebunden mit Schutzumschlag, ISBN 978-3-95890-229-9

»Ein Buch, mit dem man die Welt anders sieht.
Mit den Augen eines Autisten.«
Christine Westermann, WDR 2

Als Henry Markham ein autistisches Kind bekam, zählte er zu den berühmtesten Hirnforschern der Welt. Er gewann zahlreiche Forschungspreise und hielt Vorträge auf der ganzen Welt. Doch dann kam Kai. Und Fragen und Sorgen lagen auf einmal im Kinderzimmer zwischen Teddybär und Mondlampe. So stürzte sich der Hirnforscher auf die Frage, was Autismus wirklich ist. Nach Jahren gelang ihm der Durchbruch, und seine Erkenntnisse stellen alles auf den Kopf, was man bisher über Autismus zu wissen glaubte.

Autisten fehle es an Empathie, sie hätten kaum Gefühle, hieß es in Expertenkreisen. Markram ist vom Gegenteil überzeugt: Kai fühlt nicht zu wenig, er fühlt zu viel. Er muss sich zurückziehen, um sich vor einem Übermaß an Eindrücken zu schützen.

Über Monate hinweg hat Journalist Lorenz Wagner die Familie Markram begleitet und eine berührende Vater-Sohn-Geschichte erzählt. Zugleich taucht er ein in die Forschung des Vaters und vermittelt anschaulich dessen bahnbrechende Erkenntnisse über Autismus und bisher unbekannte Seiten des menschlichen Gehirns.

Wer ganz unten angekommen ist, braucht jemanden, der an ihn glaubt

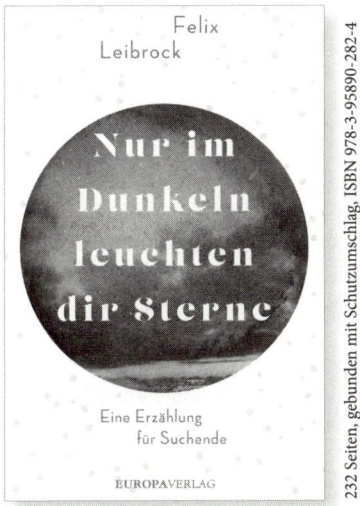

232 Seiten, gebunden mit Schutzumschlag. ISBN 978-3-95890-282-4

»Stalter, du bist raus.« Mit dieser WhatsApp-Nachricht beginnt für Stalter der unaufhaltsame Abstieg. Bis vor Kurzem war er noch der erfolgreiche Geschäftsmann mit Frau und Kindern in einem schicken Haus in München-Solln. Jetzt ist die Ehe am Ende, seine Geschäftspartner haben ihn ausgebootet, die letzten Geldreserven sind aufgebraucht. Mit Hartz IV ist die Miete in München unbezahlbar, Stalter landet auf der Straße, unter den Ausgestoßenen der Gesellschaft.

Beim *Sternenexpress,* einer mobilen Obdachlosenhilfe, trifft Stalter auf die Märchenerzähler Vasile, Samir und einige andere Obdachlose. In ihren stimmungsvollen Geschichten aus ihrer Heimat geht es um Trauer und Verlust, um Liebe und Hoffnung, um die Suche nach dem Glück. Sie berühren Stalter tief und eröffnen ihm einen neuen Blick auf sein altes, von der Jagd nach Geld und Erfolg getriebenes Leben. Er erkennt die heilende Kraft der Märchen, beginnt, sie aufzuschreiben und an Passanten zu verteilen. So wird Amelie, eine Mitarbeiterin beim *Sternenexpress,* auf ihn aufmerksam. Auch sie glaubt an den tiefen Sinn der Märchen und macht Stalter ein Geschäftsangebot – Stalters Chance, sich ein neues, erfülltes Leben aufzubauen. Die einfühlsame Entwicklungsgeschichte eines Mannes, der tief fällt und sich wieder nach oben kämpft, verwoben mit Märchen aus verschiedenen Kulturkreisen.

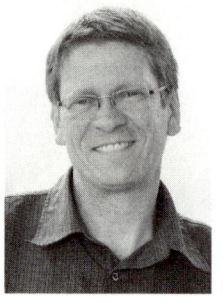

© privat

Dr. Martin Korte, geb. 1964, ist Professor für Neurobiologie an der TU Braunschweig. Seine Forschungsschwerpunkte sind die zellulären Grundlagen von Lernen und Gedächtnis sowie die Vorgänge des Vergessens. Er gehört zu den führenden deutschen Neurobiologen und ist gewähltes Mitglied in der weltweit berühmten Berlin-Brandenburgischen Akademie der Wissenschaften (BBAW). 2014 erhielt er für seine innovative Lehre den Fakultätenpreis des Stifterverbandes der deutschen Wissenschaft. Martin Korte ist durch zahlreiche Fernsehauftritte auch einem breiten Publikum bekannt. Neben seiner Tätigkeit als Wissenschaftler hält er regelmäßig öffentliche Vorträge, schreibt regelmäßig Kolumnen für die *Braunschweiger Zeitung* und ist Autor der Sachbücher *Jung im Kopf, Wir sind Gedächtnis* und *Wie Kinder heute lernen.*